江戸幕府の感染症対策

なぜ「都市崩壊」を免れたのか

郎
Ando Yuichiro

a pilot of wisdom

目次

図表作成／ＭＯＴＨＥＲ

プロローグ　感染症の歴史

人類は感染症との戦いに絶えず直面しながら、現在まで文明を発展させてきた。この構図は世界共通のもので、日本も例外ではない。感染症に苦しめられた長い歴史があった。それは現在進行形の歴史でもある。

感染症とは細菌やウイルスなどにより引き起こされる感染性の病気のことだ。それらのうち、人から人へなど、他の個体にうつるものがいわゆる伝染病である。疫病、流行病ともいう。

新型コロナウイルス感染症の世界的な流行を受けて、エンデミック、エピデミックそしてパンデミックという言葉を耳にする機会が多くなった。エンデミックは、ある特定の地域内で感染者が日常的に発生する状況を指す用語である。風土病の流行がこれにあたる。感染者が急に増加するとエピデミックと呼ばれるようになり、地域、国、大陸を越えて世界的に感染者が増加する段階に入ると、パンデミックと呼ばれる。世界的に大流行している新型コロナウイルスがこれにあてはまる。

島国の日本はパンデミックには巻き込まれにくい環境下に置かれていたが、距離的にも近い中国大陸や朝鮮半島との交流を背景に流行する事例は奈良時代からみられた。天平九年（七三七）に疱瘡《ほうそう》（天然痘）が全国的に大流行して死者が続出したのはその一例である。当時朝廷を牛耳っていた公卿の藤原武智麻呂《ふじわらのむちまろ》、房前《ふささき》、宇合《うまかい》、麻呂のいわゆる藤原四兄弟（藤原〈中臣《なかとみの》〉鎌足《かまたり》の孫）までもが命を落とした。

日本が感染症に苦しめられたのは、もちろん奈良時代だけではない。泰平の世と称される江戸時代も同様である。

江戸時代は初期と幕末を除いて戦乱こそなかったが、災害が頻発した時代だった。地震や火事のみならず風水害でも多数の犠牲者を出しているが、感染症の流行にも大いに苦しめられる。人口がゆうに百万を超えた巨大都市江戸は町人の人口密度がとりわけ高かったことから、その被害を最も受けやすかった。密集すればするほど感染しやすい。

疱瘡・麻疹《はしか》・風邪（インフルエンザ）、そして幕末にはコレラのため多くの命が奪われた。なかでもコレラの惨禍は凄《すさ》まじかった。死者が余りに多かったため、荼毘《だび》に付せない事態となったほどだった。

しかし、不幸中の幸いというべきか、感染症の流行を背景とした都市崩壊のような事態は起きなかった。現代からみれば不充分さは否めないものの、幕府は医療政策だけでなく、現代でいう社会福祉政策にも力を入れたからである。

二〇二〇年の春から、日本でも新型コロナウイルスの感染者が急速に増えはじめた。ワクチンや特効薬もない恐怖感から、マスクがあっという間に品切れになるなどパニックに近い光景が現実のものとなり、医療崩壊という言葉もメディアを賑《にぎ》わせた。

コロナ禍においては、日本最大の人口を抱える首都東京での感染者の動向が関心を集めている。東京は感染者が最も多く、人の行き来も激しいからである。

江戸時代に目を転じると、感染症の流行時に最も多くの感染者を出したのが、将軍のお膝元・江戸であった。

ワクチンや特効薬がない点では、江戸時代も現代もまったく同じである。つまり、コロナ禍により引き起こされた光景とは、江戸時代においてもみられたものだった。幕末のコレラ騒動に象徴されるように、江戸も感染症の流行時には大パニックに陥ったが、それだけではない。

感染を防ぐ一番の方法は人との接触を避けることである。江戸時代にも感染者の隔離や接触の制限などの対応が取られているが、上からの指示を待たずに感染防止のため日々の行動をみずから制限することもみられたことは想像するにたやすい。そうした「自粛」が流行の終息に大きな役割を果たしたことは言うまでもない。

その反面、とりわけ江戸で顕著だったはずだが、人が集まる銭湯、髪結床、遊郭吉原、あるいは料理屋や芝居小屋など盛り場では閑古鳥が鳴く。その結果、経済活動が停滞して景気が悪化し、生活困難に陥る者が続出する。これもまたコロナ禍でみられた光景であった。

このままでは社会が動揺し、江戸が都市崩壊に至るのは時間の問題だった。しかし、幕府の対応により最悪の事態は免れている。

いったい、幕府は感染症の流行が招いた社会の危機をどのようにして乗り切ったのか。コロナ禍に苦しむ現代人に示唆を与えてくれる教訓を、何か見出《みいだ》せるのではないか。

本書ではこのような問題意識のもと、江戸時代に流行した感染症（疱瘡・麻疹・インフルエンザ・コレラ）への幕府の対応策を通して、江戸が都市崩壊の危機をいかにして脱したのか、すなわち、感染症流行時にみせた江戸の危機管理術を解き明かしていく。

各章の内容は次のとおりである。

第一章「江戸の疫病と医療環境」では、感染すると死に至る確率が高かった疱瘡や麻疹に代表される疫病の感染状況とその医療実態を概観する。江戸の人々は病気平癒のため祈《き》禱《とう》などの行為に頼る傾向が強かったが、一方では薬害に苦しむほど薬の需要が高かった。

第二章「将軍徳川吉宗《よしむね》の医療改革と小石川《こいしかわ》養生所の設立」では、享保改革の立役者として知られる八代将軍徳川吉宗が医療改革にも力を入れた意外な姿に迫る。吉宗が目指した人命救助の象徴こそ小石川養生所の設立であった。

第三章「江戸町会所《まちかいしょ》の〝持続化給付金〟」では、凶年に備えて穀物を貯《たく》えるため設立した江戸町会所が御救金《おすくいきん》や御救米《おすくいまい》の給付を大規模に繰り返すことで、江戸の都市崩壊を未然に防ぐ役割を果たした実相を明らかにする。幕府は感染症が流行した時にも町会所をして御救金などを給付させたが、そこには悪化した経済状況を好転させたいという狙いが秘められていた。

第四章「幕末のコレラ騒動と攘夷《じょうい》運動の高揚」では、江戸だけでなく日本全国がパニックに陥ったコレラ騒動を取り上げる。コレラを日本に持ち込んだのがアメリカ軍艦だったこともあり、一連のコレラ騒動は攘夷運動を高揚させる大きな要因となった。幕末の政情不安にも拍車がかかり、幕府は窮地に追い込まれる。

第五章「種痘の普及と蘭方《らんぽう》医術の解禁」では、天然痘に苦しめられてきた日本が種痘の実施によりワクチンを得たことで、その撲滅に向けて歩みはじめた経緯を追う。蘭方医が種痘に成功したことで、幕府は東洋医学に代わって西洋医学を大いにバックアップするようになる。

エピローグ「感染防止と経済活動の維持」では、明治政府との比較により幕府の感染症対策の歴史的意義を考察する。

以下、感染症の流行とその対策を通して、江戸の社会の知られざる一面に迫りたい。

第一章　江戸の疫病と医療環境

(1) 江戸の流行病

疱瘡は見目《みめ》定め

かつて、「御役三病《おやくさんびょう》」と呼ばれた三つの病気があった。疱瘡（天然痘）、麻疹、水疱瘡《みずぼうそう》（水痘）の三つである。

いずれも、一生に一度しか罹患《りかん》しないものの、死亡率が非常に高かったため、これを無事に終えることが切なる願いだった。子供の時、重篤化させずに軽く済ませておくことが「御役」つまり子供の役目と認識されたため、「御役三病」と呼ばれた。

現在は予防ワクチンにより、以前ほどは恐れられる病気ではなくなっている。しかし、「疱瘡は見目定め」、「麻疹は命定め」というフレーズに象徴されるように、江戸の頃はたいへん恐れられた疫病だった。

まず、疱瘡からみていこう。疱瘡は、天然痘ウイルスにより引き起こされる感染症である。

飛沫《ひまつ》感染の後、約十二日間の潜伏期間を経て、高熱を発して発症する。その後、三～四日で顔や腕、足などの皮膚に発疹が生じる。発疹から、少し盛り上がった丘疹→水疱《すいほう》→膿疱《のうほう》と症状が移行する。回復していくと、膿疱はかさぶたとなって剝がれるが、かさぶたの跡が痘痕《あばた》として残ることも多かった。

よって、痘痕のため容姿が変わってしまい、それを苦にする者は多かった。それゆえ、「疱瘡は見目定め」と呼ばれたのである。オランダ海軍の軍医として安政四年（一八五七）に来日したポンペも、著書『日本滞在見聞記』で、日本人の三分の一は顔に痘痕を持っていると証言している。

痘痕として顔に残るだけではなかった。膿疱期に重篤化すれば、たとえ死を免れても失明する危険があった。戦国武将の代表格の一人である伊達政宗《だてまさむね》が幼い頃に疱瘡に罹患し、後遺症で右目の視力を失ったことは有名な話だろう。政宗が独眼竜となったのは疱瘡が原因だった。

疱瘡は古来多くの人命を奪ってきたが、江戸時代に入っても流行は何度となく繰り返され、感染者が続出する。なかでも人口密度の高い江戸の町では、毎年のように流行した。一種の風土病となっていた。

幕府は大名や幕臣に対し、疱瘡、麻疹、水疱瘡の三つのいずれかに罹患した場合は、登城や将軍に拝謁する儀式への参列を遠慮するよう命じていた。幕府が編纂《へんさん》した法令集『御《お》触書集成《ふれがき》』をみると、そうした通達が「疱瘡麻疹水疱瘡などの部」としてまとめられている。

疱瘡の場合でみると、発疹日から三十五日を過ぎれば江戸城に登城して拝謁してもよろしいとある。将軍やその子女に感染するのを恐れた処置だった。

疱瘡は一度罹患すれば免疫が得られ、二度と罹患しないことが知られていた。だが、牛痘法による種痘が普及するまでは幼児のうちに軽く済ませることができず、その脅威に苦しめられる。

麻疹は命定め

次は、命定めとされていた麻疹を取り上げる。麻疹ウイルスによって引き起こされる感染症である。

麻疹にかかると、発熱やせきなどの症状を経て、四～五日間は全身に赤い小さな発疹が続く。疱瘡よりも感染力が強く、命を落とす危険性も同じく高かった。死を免れても失明などの後遺症に苦しむことが少なくなく、「麻疹は命定め」というフレーズが物語るようにたいへん恐れられた疫病だった。

麻疹が疱瘡と異なるのは、流行周期が長かったことである。二十年から三十年の周期で流行したため、大人になってから罹患する者も多かった。流行の間隔が割合長いため医師側の治療経験も乏しかったことが、麻疹の被害を拡大させた理由の一つになっていた。

麻疹は疱瘡よりも感染力が強く、ひとたび流行すると地域の人々の大半が罹患してしまうが、その分、ほかの感染症に比べると免疫を獲得する者は多かった。免疫が得られれば二度と感染しない以上、その後しばらく大規模な流行は起きない。二十〜三十年という流行周期の長さの背景でもあった。

流行周期が長かったとはいえ、いったん流行すると人口密度の高い地域は被害を最も受けやすかったが、その危険性が一番高かったのは何といっても江戸である。感染症によって引き起こされるパニックとしては幕末のコレラ騒動が従来注目されているが、麻疹も江戸時代を通じて十数回にわたって流行した。その都度、社会が大きく動揺したことは決して無視できない。

著名人が罹患して死に至れば、社会に与えるインパクトは非常に大きい。恐怖心もさらに増す。宝永五年（一七〇八）秋から翌六年にかけて麻疹が流行し、江戸でも多数の死者が出ているが、この時は五代将軍徳川綱吉《つなよし》も感染している。

麻疹というと、子供の病気というイメージが今も強いが、綱吉は既に還暦を超えていた。成人麻疹だった。綱吉だけでなく、後の六代将軍家宣《いえのぶ》や、尾張《おわり》藩主の徳川吉通《よしみち》たちも麻疹に感染している。

家宣や吉通は、治療の結果いずれも平癒する。麻疹から回復すると、当時は快気祝いの儀式である「酒湯《ささゆ》の式」を執りおこなうことが慣例化していた。米のとぎ汁に酒を少し加えたものを沸かして入浴することで、麻疹からの回復を周囲に知らしめる儀式だった。麻疹のみならず、疱瘡や水疱瘡から回復した時にも執りおこなわれた。

平癒したはずの綱吉も酒湯の式を執りおこなったが、これが逆効果となる。容態が急変し、帰らぬ人となった。宝永六年一月十日のことである。大人が罹患すると子供よりも重症化しやすかった病気とはいえ、綱吉が麻疹で死去したことは社会に大きな衝撃をもって受け止められる。恐怖心にも拍車がかかったはずだ。

疱瘡と同じく、当時は有効な治療法も薬もなかった。そのため、麻疹が流行すると、予防や治療に関する情報の収集に狂奔するのがお決まりの光景となっていた。

例えば、麻疹に効果があるとされた食べ物や薬の価格が高騰する一方で、タブーとされた食べ物の情報も駆け巡り、生産者は大きな打撃を受ける。野菜でみると、西瓜《すいか》・茄子《なす》・胡瓜《きゅうり》などがNGとされた。

麻疹に効果があると宣伝して参詣者を増やした商魂たくましい神社もあった。藁《わら》にもすがりたい感染者にとっては、これにしても治療に関する貴重な情報にほかならない。

感染症である以上、人との接触を避けるのが罹患を防ぐのに最善の対応だったことは今も江戸も同じである。その結果、芝居小屋や銭湯・髪結床など人が集まる施設への人出はおのずから減った。医者や薬屋が繁昌する一方で、経営が成り立たないほどの大打撃を受けている。

インフルエンザの大流行

江戸で流行した感染症としては、はやり風とも呼ばれた流行性感冒も外せない。現在も冬に入ると猛威をふるうインフルエンザが何度となく流行していた。

リアルタイムで書かれた江戸時代の書物を読み進めていくと、「風邪」「風疾」「風疫」という言葉が出てくるが、これらがインフルエンザの流行を指すものとされている。

インフルエンザは、インフルエンザ・ウイルスによって引き起こされる感染症である。感染すると高熱を発し、頭痛や関節痛などの症状が続く。特に高齢者は急性肺炎を引き起こし、死に至る事例が少なくない。

インフルエンザは、外国から伝来したものがほとんどだった。疱瘡や麻疹は国内に根付いてしまった風土病のような感染症だが、インフルエンザは外来の疫病である。

インフルエンザの伝播《でんぱ》の経路をみると、まず長崎で発症する。その後、九州、中国地方から上方を経由して関東に感染が広がり、その後東北へ向かうのが定番になっていた。長崎から流行がはじまったのは、世界に向けて開かれた貿易港があったからである。ヨーロッパ諸国のなかで長崎入港を唯一許されていたオランダの船が持ち込んでしまったのだろう。あるいは、同じく長崎入港を許された中国（清《しん》）の船だったかもしれない。

江戸時代でも後期に入ると、世界的流行に連動する形でインフルエンザが頻繁に流行しはじめる。数年おきに流行するが、当時の日本の気候が寒冷だったことも要因になっていたようだ。

江戸時代半ば以降は、気温が低かったことを背景に、冷害による凶作となる年が少なくない。その結果、飢饉《ききん》が起きて餓死者も続出した。ちょうど、江戸の三大飢饉と称される享保《きょうほう》・天明《てんめい》・天保《てんぽう》の飢饉が起きた時期にあたる。

インフルエンザが流行しやすい気象環境のもと、人口が過密な江戸はその猛威に苦しめられた。興味深いことに流行するたびに呼び名が付けられており、安永五年（一七七六）

に流行したインフルエンザは「お駒風」。天明四年（一七八四）に流行したインフルエンザは「谷風《たにかぜ》」と呼ばれた。当時流行していた事物にちなんで命名されたのである。「お駒風」は人気の浄瑠璃に登場する女性の名前、「谷風」は横綱を張っていた人気力士、谷風梶之助《かじのすけ》のしこ名が由来だった。皮肉なことに、谷風は寛政七年（一七九五）に流行したインフルエンザで命を落としたという。

コレラ来襲

コレラもインフルエンザに勝るとも劣らず、江戸の人々を苦しめた外来の感染症であった。政情不安の幕末にも大流行し、江戸は一大パニックに陥る。

コレラは、コレラ菌を病原体とする経口感染症である。インフルエンザ・ウイルスなどは主に飛沫を介して感染するのに対し、コレラ菌が混じった水や食べ物を介して感染するのが特徴である。

感染すると、激しい下痢や嘔吐《おうと》を繰り返して脱水症状に陥る。血圧が低下し、筋肉の痙《けい》攣《れん》が起き、最悪の場合は死に至る。急性腸管感染症とも呼ばれるように、急激に重症化して死亡することも多かったため、江戸時代には「三日コロリ」という異名も付けられたほどだった。

もともと、コレラはインドの風土病であったが、ヨーロッパ列強のインド進出を背景に、エンデミックがエピデミックを経てパンデミックとなる経過をたどる。世界的大流行となったのは文化十四年（一八一七）がその嚆矢《こうし》だが、日本で最初に流行したのは文政五年（一八二二）のことである。

この時は、西日本を中心に猛威をふるった。江戸や京都とともに三都と並び称された大坂で多数の死者が出ているが、関東に入ることなく終息する。

しかし、安政五年（一八五八）の流行では西日本はもとより、関東でも流行する。感染者そして死者も急増した江戸の町が大パニックに陥る様子は、第四章で述べる。

（2）江戸の医療環境と薬ブームの到来

多様な医療行為

江戸時代の日本人の平均寿命は、四十歳ぐらいと指摘されることが多い。一見、寿命はかなり短かったようにみえるが、当時は医療水準の低さから乳幼児の死亡率が非常に高く、これが平均寿命を押し下げていた。

壮年ともなれば、長寿を保つ可能性は割合高かった。七十代はもちろん、八十代ぐらいまで長寿を保った例は別に珍しくない。

当時の日本人の持病としては、疝気《せんき》（下腹部が痛む男性の慢性病）、癪《しやく》（胸や腹の激痛）、脚気《かつけ》（別名江戸わずらい）などが挙げられるが、泰平の世に入ったことで、健康で長く生きることに貪欲になっていた。

おのずから医療への関心は高まる。需要の増大を受けて医師の数が増え、診療を受ける機会も増えていった。

しかし、現代に比べれば、当然ながらそのレベルは低かった。コレラなどの感染症が流行して一気に罹患者が増え、多くの人命が失われる事態になると、とても対応できない。江戸の医療は無力さを露呈する。

感染症など疫病に限らず、病気になった時に頼ったのは医者や薬だけではない。寺社に祈願するなど、宗教的・呪術的な手法も取り入れて治癒を目指すのがごく普通のことになっていた。

医師だけでなく、宗教者・呪術師・修験者・占い師なども施療者になりえたのだ。祈禱や祓《はら》い、カウンセリングなどの形で広く治療がおこなわれていたのが実態である。そもそも、現在のような医師の国家試験制度のようなものがなく、誰でも医師になることが可能だった。

当時は、未《いま》だ病気の捉え方は多様であった。神仏による罰、疫神（疫病神）の仕業、呪《じゅ》詛《そ》、あるいは死霊の憑依《ひょうい》などに病因が求められることも多かったため、宗教的・呪術的な治療法も取り入れられたわけだ。

そんな社会風潮のなか、疱瘡や麻疹などの感染症が流行して社会が動揺した時に登場したのが、以下にみていく疱瘡神、疱瘡絵、麻疹絵なのであった。

疱瘡神と疱瘡絵、麻疹絵の登場

飛沫感染などによって疱瘡や麻疹にかかることが判明している現在とは違い、当時は感染の理由が不明であり、人々は様々な流言飛語に惑わされた。加持祈禱やまじないといった宗教的・呪術的な治療法に走る背景にもなったが、疫病の場合は疫神の仕業と固く信じられていた。

疫神が取り憑《と つ》くことで罹患すると考えられたため、取り憑かれないようにするための対応に力が入れられている。それも単に疫神を撃退するのではなく、祀《まつ》って丁重に送り出すことでその疫病から逃れようとした。お引き取りを願ったのだ。

こうして、疫神送りの行事が広く執りおこなわれることになるが、疫病の流行を受けて平安時代前期の貞観《じょうがん》十一年(八六九)からはじまった祭もその一つだった。京都の夏の風物詩である祇園祭《ぎおんまつり》(祇園御霊会《ごりょうえ》)である。

当時、京都をはじめ全国各地で疫病が流行していた。富士山の噴火や地震・津波などの天変地異も相次いだ。よって、大内裏の南にあった広大な庭園・神泉苑《しんせんえん》に六十六本の鉾《ほこ》を立てて祇園の神を祀った上で、神輿《みこし》を送って災厄の除去を祈った。これが現代まで続く祇園祭のはじまりだ。

祇園御霊会とも呼ばれたように、祇園祭は疫神や死者の怨霊を鎮めて宥《なだ》めるために執りおこなわれた御霊会の一つだが、疫神送りにしてもその流れを汲《く》む風習である。疱瘡の場合は疱瘡神に取り憑かれることで罹患すると考えられたため、疱瘡神を祀って送り出すことでその病魔から逃れようとした。たとえ罹患しても、軽く済むよう切望した。

疱瘡神は赤を好むとされた一方で、魔除《まよ》けの色でもある赤を忌み嫌うとも考えられていた。よって、疱瘡神が嫌うものを身に付けることで逃れようという風潮も盛んだった。例えば、疱瘡に罹患した幼児に赤い衣類を着せるだけでなく、看病人も皆、赤い衣類を着たのである。

疱瘡神を祀る一方で、疱瘡神除けもおこなわれていたが、なかでも赤刷りの錦絵が護符として好まれた。疱瘡絵である。疱瘡に罹患した者の枕元近くに疱瘡絵を置き、その治癒

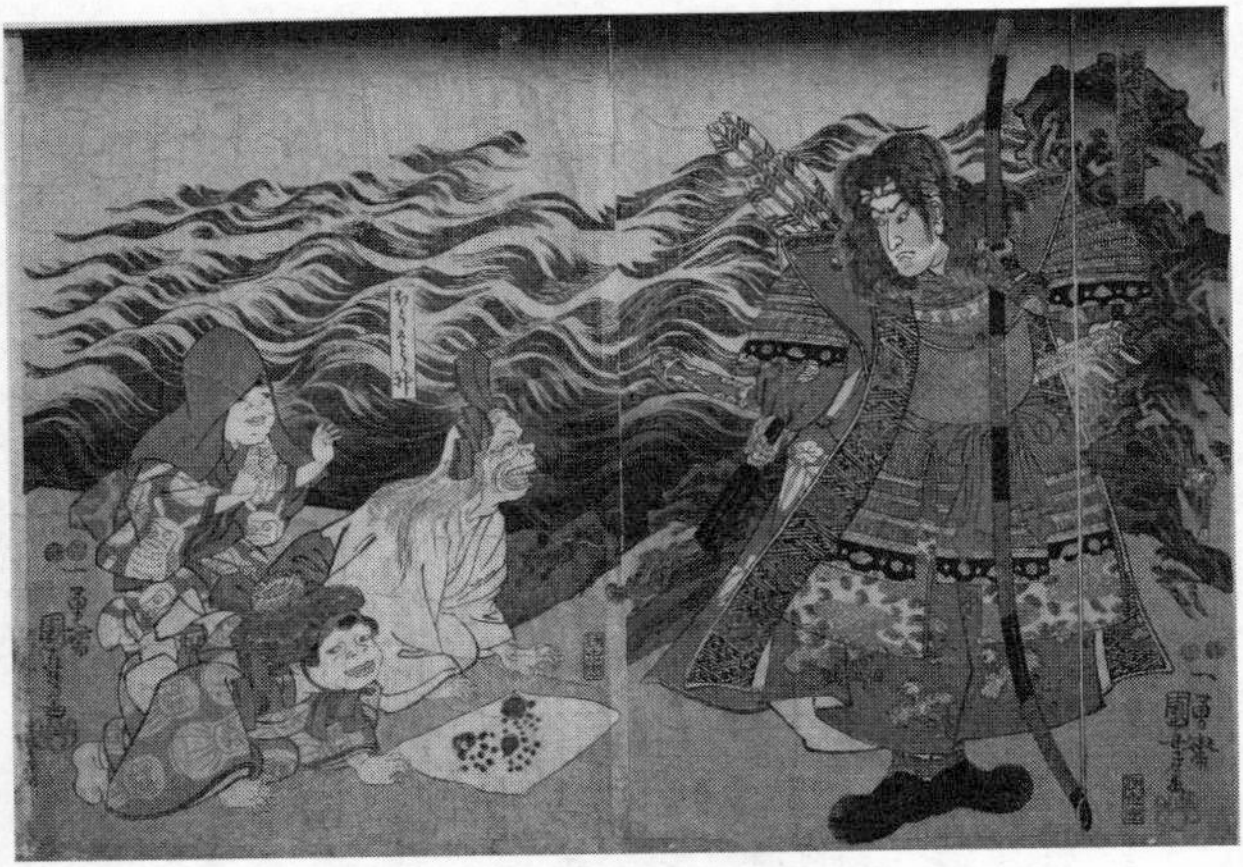

図1　鎮西八郎為朝とほうそう神（内藤記念くすり博物館所蔵）

を祈った（図1）。

疱瘡絵としては、源　為朝《みなもとのためとも》や五月人形でお馴染《なじ》みの鍾馗《しょうき》などが疱瘡神を追い払う構図の錦絵が定番であった。

平安後期の武将として知られる源為朝は保元元年（一一五六）の保元の乱に敗北して伊豆《いず》大島に流されたが、その武勇により伊豆諸島を支配下に収める。八丈島では疱瘡神を退治したため、以後島民は疱瘡にかからなくなったと伝えられている。そんな伝説から、戸口に「鎮西《ちんぜい》八郎為朝御宿」などと紙に書いて貼るという風習も生まれた。そうしておけば、その家の子供は疱瘡にかからないと信じられていた。為朝を恐れて疱瘡神も寄り付かないというわけだ。

　この言い伝えを踏まえ、為朝が疱瘡絵に描かれたのである。なお、魔除けの神としても知られた鍾馗の場合は赤く描かれるのが通例である。

　疱瘡絵は疱瘡に罹患した幼児へのお見舞いとして贈られたが、無事に回復した後は焼き捨てたり川に流したりしたため、あまり現存していない。

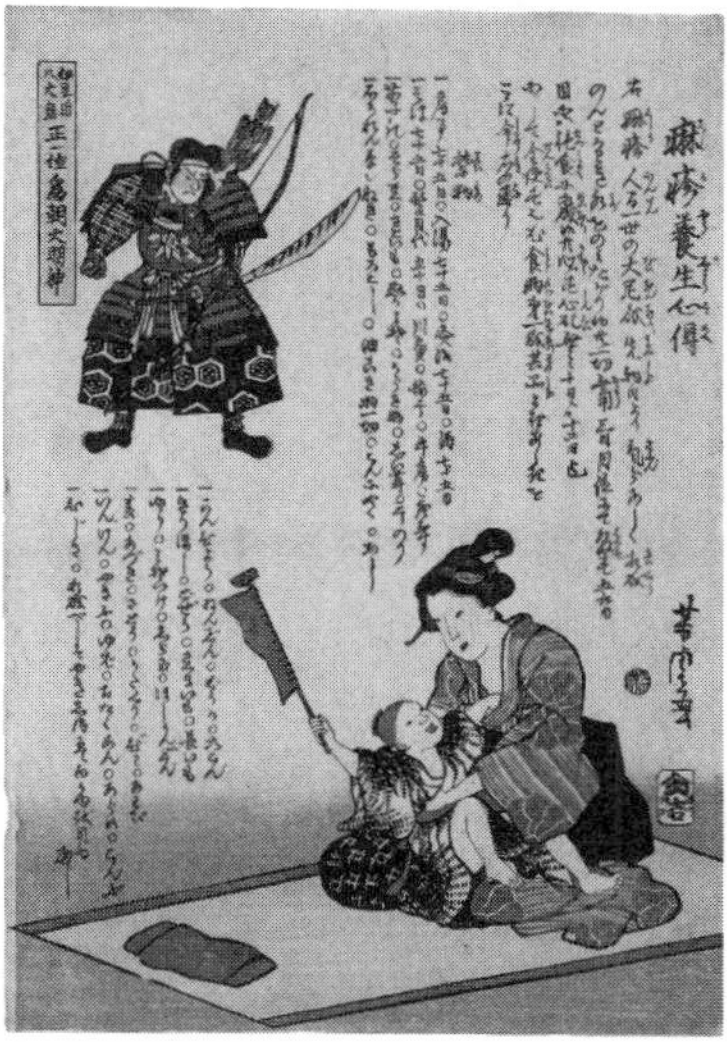

図2 麻疹養生心得
（内藤記念くすり博物館所蔵）

　麻疹の場合もその災いから逃れるための錦絵が浮世絵師により描かれている。これは麻疹絵（図2）と呼ばれた。麻疹にかからないようにという祈り、たとえ罹患しても軽く済むようにという祈りが込められた錦絵であった。

　麻疹絵は麻疹を懲らしめる構図となっていたが、それだけではない。麻疹の予防法や心得、麻疹にかかった時に食べてよいもの、悪いものなどの情報も書き込まれていた。食べてよいものとしては、かんぴょう、人参《にんじん》、大根、サツマイモ、いんげん、わかめ、ひじきなど。食べて悪いものは川魚、ごぼう、しいたけ、ねぎ、こんにゃくなどであった。

江戸のベストセラー『養生訓』と養生書

疱瘡や麻疹などの疫病が流行した時に限らず、医療への関心は非常に強かった。予防や治療に関する情報の需要も大きかった。数多くの養生書が大量に出版されたことはその何よりの証明だが、江戸の人々の需要に応える形で次々と出版された養生書とは、いったいどういう内容の書物だったのか。

養生とは様々な意味を持つ言葉である。生命を養う。健康の増進をはかる。病気・病後の手当をする。土木・建築物を保護する。植物に施肥などの手当をするといった意味が辞書には載せられているが、養生書で説かれる養生とは、健康を増進する、病気・病後の手当をするという意味であった。

つまり、養生書とは一般向けに病気の予防法や治療法、衛生・栄養・救急・出産・養育などに関する知識や情報が平易に書かれた書物を指す。現在に喩《たと》えれば、一般家庭の座右に置かれる家庭医学書や健康概説書にあたる。著者は主に医者だった。

養生書で共通して説かれる望ましい生活がある。食事の節制、適度な運動、規則正しい日常の起居動作だが、そんなコンセプトが読み取れる養生書として、儒学者で医者でもあった福岡藩士貝原益軒《かいばらえきけん》の著作『養生訓』は外せない。

益軒の死の前年にあたる正徳三年（一七一三）に刊行された『養生訓』は、江戸時代に出版された本のなかで第一位のロングセラーを誇るといわれる。益軒自身、八十五歳まで生きており、当時としてはかなりの長寿を保った。『養生訓』で書いた内容を身をもって実践した結果でもあった。

『養生訓』では、食養生が養生法の中心に置かれていた。食べ過ぎ、飲み過ぎを戒め、何よりも楽しく食べることが推奨されたのである。

身体の養生だけでなく、心の養生（メンタルヘルス）の重要性も指摘されている。むしろ、身体よりも心の養生の方を優先させているのが益軒の説く養生法の特徴だった。日常の生活を律し、心のケアを重んじる生き方が説かれていた。

言い換えると、病気を治すこともさることながら、むしろ病気を未然に防いで健康を維持することに重点が置かれた健康概説書であった。現代風に言えば、治療医学というよりも予防医学の面が強い内容だった。『養生訓』が広く読まれたということは、それだけ予防医学への関心も江戸の人々の間では高かったのである。

薬ブームと薬害に苦しむ人々

『養生訓』には、安易に薬に頼るのではなく、保養に努めることで病気を治すべきと説いた一節もある。自分の身体にもともと備わっている力を活《い》かすことを推奨したのだ。自然治癒力、自己回復力への期待が読み取れる。

益軒が生きた江戸時代中期は、日本で薬ブームがはじまった時代である。売薬が大量に出回って、庶民も競って薬を飲むようになった。高まる需要を受けて、製薬業は発展を遂げていく。

こうした薬の普及は庶民の医療水準をアップさせ、健康を増進させた。長寿を保つ可能性が高い背景にもなっていたが、その一方、薬への依存と乱用による弊害も社会問題化しはじめる。

医者の側から薬害への警告が発せられはじめたのも、江戸時代に入ってからであった。薬にはたいへん詳しかった益軒も薬害に危機感を持った一人であり、病の災より薬の災の方が多いと述べている。

こうした考え方のもと、『養生訓』でも薬をみだりに用いることを繰り返し戒めている。薬を飲まなくても、自然と治癒する病気は多い。これを知らずして、みだりに薬を用いれば病状が逆に悪化してしまい、死に至る事例も多い。だからこそ、薬を用いるのは慎重でなければならない。

これは、医者と患者両方に向けられた言葉であった。

第二章　将軍徳川吉宗の医療改革と小石川養生所の設立

(1) 薬草の収集と国産化政策

実学に向けられた吉宗の強い関心

八代将軍徳川吉宗は享保改革と後世評価される幕府政治の立て直しを断行した将軍だが、感染症をはじめ医療政策にも力を入れた将軍であったことはあまり知られていない。

感染症に効果のある薬の情報や治療法などの医療情報を積極的に提供したりしたほか、実際に薬も支給したが、幕府の医療政策は感染症対策だけにとどまらなかった。これから紹介していくように、薬草の調査・収集、朝鮮人参の国産化奨励、薬園の拡充、薬種の管理強化を推進することで、薬の供給体制の整備に努めている。

さらに、小石川養生所を通じて、生活苦のなかで病に苦しむ者への診療を開始した。これは無料である。病気・怪我《けが》のため生活困難に陥った者には米や金銭を給付している。

吉宗による一連の医療政策は、病気から人々の生命を守ることも将軍が施すべき仁政という考えに基づいていた。

泰平の世となり戦乱のため命の危険にさらされる機会が消滅したかわりに、病気が人々の脅威として浮上してくる。よって、疾病対策も将軍（幕府）の責務とする認識も社会に広まっていたからである。

享保改革では医療政策に力が入れられたが、それは吉宗の強い個性にも由来していた。実際の用に役立つ学問、つまり実学に強い関心を持つ将軍だったのだ。

和歌や儒学など文系の学問への関心は乏しかった吉宗だが、理系の学問への関心は旺盛であった。江戸城内に将軍専用の書庫「御書物部屋《おしよもつべや》」を造り、法律学、農学、天文学、気象学、医学、薬学、蘭学など、実学の範疇《はんちゆう》に入る分野の書物を多数収めている。改革政治に役立てるための書物だったのは言うまでもない。

なかでも、天文学にはたいへん関心を寄せた。オランダから取り寄せた望遠鏡で天体を観測するのみならず、天球儀をみずから製作したほどである。城内各所に観測用の木を置き、日の高さを測午表儀を使って観測したが、その腕前は天文関係の役人よりも上だったという。

気象にも関心があり、城内に雨量測定の桶《おけ》を設置して記録を取った。データを集計して分析を加えることで、洪水を事前に予知したことさえあった。予知できたことで、洪水後の迅速な救済や復旧も可能となった。

薬学については関連の書物を座右に置いただけではない。みずから製薬して、幕閣や側近、外様大名、大奥の女性たちに与えている。将軍の脈を取る奥医師なども治療の際には吉宗が調剤した薬を使ったという。

その医学知識は奥医師が一目置くほどのものだったが、城内の御書物部屋の近くには「御薬部屋」を置いた。吉宗はそこで調剤していたのである。

西洋文明への関心も強かった吉宗は、享保五年（一七二〇）に漢訳洋書の輸入禁止の制度を緩和し、キリスト教とは無関係な西洋の科学技術書の輸入を明確に認めた。それまでは、キリスト教と無関係な内容の書物であっても、厳格な検閲により輸入できなかったのが実情だった。

漢訳洋書の輸入禁止制度を緩和するだけでなく、サツマイモの試作で知られる儒学者・蘭学者の青木昆陽《こんよう》たちにはオランダ語の修得を命じている。ヨーロッパで唯一通商関係があったオランダを通じて西洋文明を摂取する狙いが込められていたが、この決断は日本に蘭学が根付くきっかけにもなる。

薬草見分の実施

みずから調剤して製薬するほど吉宗は薬に詳しかったが、薬用となる植物などを研究する学問は本草学と呼ばれた。古代中国で生まれた本草学が日本でも盛んになったのは江戸時代に入ってからである。

明《みん》の李時珍《りじちん》が編纂した『本草綱目《ほんぞうこうもく》』五十二巻は、約千九百種の薬用植物などが分類解説された本草書だが、これに刺激を受けたのが『養生訓』の著者でもあった貝原益軒だ。宝永六年（一七〇九）、益軒は日本最初の本格的な本草書『大和本草《やまとほんぞう》』を刊行する。同書では、日本や中国の本草千三百六十二種が分類・解説された。

本草学の発展は幕府や藩が国内の資源に関心を向ける契機となるが、吉宗もその一人である。いわゆる鎖国のため国内での自給自足を強いられた幕府にとり、特に農産物の国産化は焦眉の急だった。

そうした流れのなか、全国の産物調査が推進されるが、吉宗が最初に手を付けた産物こそ薬草である。薬草の調査・採集のため、医学知識を兼ね備えた本草学者が全国へ派遣された。丹羽正伯《にわしょうはく》、野呂元丈《のろげんじょう》、阿部友之進《あべとものしん》、植村左平次《うえむらさへいじ》の面々だ。

いずれも吉宗の代に幕臣として登用された者だが、大半が紀州藩領出身であり、藩主だった吉宗とは同郷といえる。丹羽たちは吉宗の命を受けて薬草の見分にあたる傍ら、吉宗の医療政策のブレーンとしても活躍する。

薬草見分は次のような手順でおこなわれた。

見分を実施する際には江戸の町に触《ふれ》が出されて対象地域が公示されたが、派遣される本草学者に付き添う者が一般公募されているのは興味深い。町の薬屋や町医者が募集に応じることを幕府は期待したが、これには人材発掘の目論見《もくろみ》も秘められていた。

見分は享保五年（一七二〇）から宝暦三年（一七五三）までの間、ほぼ毎年実施されている。関東を中心に、北は蝦夷地《えぞち》（北海道）や津軽、南は長崎まで、その調査範囲は全国に及んだ。

見分は日光など地域限定の場合もあれば、奥州や畿内など数カ国に及ぶ場合もあった。幕府領、藩領、旗本領、寺社領が入り混じっていたのが普通だが、領主支配の枠を超えて見分は実施された。

そのため、幕府からは該当する大名たちに対して連絡を事前に入れている。スムーズに見分を実施するには、そうした配慮が不可欠だった。

見分先の村には、薬草を入れる籠や筵《むしろ》のほか、薬草を運ぶ人足や道案内人、そして「薬草見習」も数人用意しておくことが命じられた。見分先の村役人、医師、薬屋などを薬草見習という肩書で江戸から派遣した本草学者の見分に同行させることで、薬草の知識を一般に広めようとしたのである。

幕府が薬草見分を通して全国各地の薬草を集める一方で、その知識の普及を目指したことはたいへん注目される。情報を独占するのではなく、その開示を積極的におこなった。

そうした姿勢は朝鮮人参の栽培奨励でも確認できる。

幕府の薬草見分に刺激を受けて、自領で調査を開始した藩もある。例えば、尾張藩は藩領の木曽で一カ月以上にわたり薬草見分をおこなっている。

このように、吉宗は薬草の全国調査に力を入れたが、幕府が調査対象としたのは薬草だけではない。享保十九年には産物全般の全国調査を実施する。薬草見分で全国各地に派遣された丹羽正伯が担当だった。

丹羽は諸藩から提出された産物書上をもとに『諸国産物帳』を作成したが、この時の全国調査で得られたデータを加えて別に編纂したのが『庶物類纂《しょぶつるいさん》』の続編だ。『庶物類纂』は本草学者の稲生若水《いのうじゃくすい》が編纂した博物書だが、その高弟こそ丹羽であった。

朝鮮人参の栽培奨励

幕府が薬草をはじめ諸国の産物に注目したのは、当時の日本が自給自足を強いられる経済システムを取っていたからである。全国を対象とした産物調査にしてもそんな経済システムを受けての事業だが、幕府にとって薬種など生活必需品の国産化は悲願だった。

よって、吉宗は国内で自給できず輸入に依存していた産物の国産化を推進するが、なかでも朝鮮人参の国産化には力を入れる。高麗人参とも呼ばれる朝鮮人参は朝鮮や中国東北部に自生したが、薬効があるとして日本でも需要の大きい薬草であった。

当時、日本は対馬《つしま》藩を介して朝鮮と貿易をおこなっていたが、その主たる輸入品が朝鮮人参である。幕府は朝鮮人参を手に入れるため銀を輸出したが、高まる需要を受けて人参の輸入量つまり銀の輸出量は増えるばかりだった。

国内の銀が大量に流出したことで、ついには銀貨の鋳造にも支障をきたすようになる。原料の銀が足りなくなったのだ。

幕府は国内銀の輸出をストップしようとするが、朝鮮人参を手に入れるには朝鮮側が求める銀を輸出しなければならず、窮地に陥る。

吉宗は事態打開のため、朝鮮人参の栽培を国内に向けて奨励する。国産化を達成して自給できるようになれば、銀を輸出する必要はなくなる。

まずは、朝鮮との貿易を任せていた対馬藩をして朝鮮に自生する人参の種を密《ひそ》かに入手させ、これを日光で試験栽培させた。試験栽培に成功して増産も可能になると、「御種《おたね》人参」と称された日本産の朝鮮人参の種と苗が幕府直轄の薬園や各地の幕府領に配られ、栽培された。徳川御三家の尾張・紀州・水戸藩、そして松前、仙台、会津《あいづ》、加賀、福井藩などにも、種と苗は惜しげもなく分け与えられた。

幕府から日本産の朝鮮人参を与えられた諸藩は、領内で栽培を開始する。会津藩に至っては、後に同藩の特産物となっている。

こうした幕府の努力により、国内では朝鮮人参の栽培が広まるが、奨励の対象は藩だけではなかった。朝鮮人参の根を希望する町人や医師にも、栽培の手引書を添えて分け与えた。吉宗率いる幕府が情報の開示を積極的におこなっていた様子が改めて確認できる。

その結果、朝鮮人参の国内生産量は急増する。やがて朝鮮からの輸入に全面依存する状況からも脱却するのである。

薬園の整備と薬種管理の強化

江戸には、御薬園《おやくえん》という名の幕府直轄の広大な薬園があった。薬草の栽培はもちろん、生薬の製造、薬効の研究などもおこなわれ、幕府の医療研究センターとしての顔も持っていた。

寛永十五年（一六三八）、幕府は品川と牛込《うしごめ》に薬園を開設する。時の三代将軍家光《いえみつ》は病気勝ちで、政務が滞るほどであった。よって、将軍用の薬を増産するため薬園を開くことになったが、これが江戸の町に御薬園が置かれた最初である。

四代将軍家綱《いえつな》の頃は麻布《あざぶ》と牛込に薬園があったが、五代将軍綱吉の代に両薬園は廃止されて、新たに小石川に薬園が置かれる。当初約一万四千坪もあった小石川薬園（現東京大学大学院理学系研究科附属植物園）は、薬園の置かれた小石川御殿が廃されて一時は二千八百坪にまで縮小するが、薬に詳しい吉宗が将軍となると状況が一変する。薬園の拡充に乗り出すのだ。

まず、享保五年（一七二〇）に江戸郊外の駒場で薬園を開設する。その管理にあたったのは薬草見分の項で登場した植村左平次である。植村は紀州藩領の伊勢国飯高郡《いせのくにいいたか》の農民で、吉宗が将軍の座に就くと幕臣に抜擢《ばってき》された。薬草見分の傍ら、御庭番《おにわばん》とともに隠密の御用も務めるなど吉宗の信任が厚かった。

翌六年、当時四千八百坪の規模だった小石川薬園がおよそ十倍にあたる約四万四千八百坪に大拡張される。それまで薬園を管理していた芥川（小野寺）元風がその西半分、東半分は小石川御薬園奉行に任命される岡田利左衛門が管理した。

同七年には、江戸近郊の下総国《しもうさのくに》千葉郡小金野《こがねの》でも薬園が開設されたが、その規模は三十万坪にも及んだ。小金野薬園の管理にあたったのは、この年、御医師《ごいし》に任命されて幕府の医官の列に加わった丹羽正伯である。

小金野薬園で栽培された薬草は幕府に納入されるだけでなく、一般にも広く分け与えられた。薬草栽培の成果を広めたいという吉宗の意図が読み取れる。

薬園があったのは江戸や近郊だけではない。幕府直轄地の京都、長崎、久能山《くのうざん》、駿府《すんぷ》、佐渡などにもあったが、その多くは享保改革期に開設されたものである。幕府による薬園拡充の方針は諸藩にも影響を与え、各領内に薬園が開設される契機となる。

幕府は朝鮮人参など薬草の栽培を奨励することで薬種の増産を目指したが、管理の強化もはかっている。薬の需要が拡大して供給量が増加する反面、薬への依存と乱用による弊害が社会問題化しはじめていたからだ。

享保七年六月、幕府は市販の薬を取り調べるためとして、江戸・京都・大坂・駿府・

堺《さかい》の薬種問屋仲間の代表を江戸に集めている。丹羽正伯が中心となって、薬の検査方法や基準が問屋仲間の間で協議され、当時流通していた和薬を次のように類別することを決めた。和薬とは、舶来ものではなく日本製の薬を指す。

従来は通用つまり使用を認めなかったが、今後は使用を認める薬が三十五種、近年少しずつ使用されており、今後はさらに使用させたい薬が十種、本物ではないため今後使用を禁止する薬が二十二種、本物ではないが、今後も使用を認める薬が十八種、今後改称させて使用させる薬が二十七種、別のものが混入しており今後使用を禁止する薬が二種。

幕府はこの基準を守らせるため、翌七月に薬の検査をおこなう和薬改会所《あらためかいしょ》を設置した。その後、和薬改会所では品質管理のほか、価格の維持や流通量の調査も実施されるようになる。

吉宗は薬種業界に行政指導をおこなったわけだが、問屋側の抵抗は強かった。問屋や薬屋側で薬の真偽が判断できるようになったとして、元文三年（一七三八）に会所は廃止されている。

（2）疫病の流行と処方集の配付

繰り返された疫病の流行

吉宗が医療政策に力を入れ、とりわけ薬の供給体制の整備に努めたのは、病気から人々の生命を守ることも将軍が施すべき仁政という意識が社会に広まっていたからだが、それだけではない。享保改革がはじまる十年ほど前から、疫病が流行を繰り返していたことも大きかった。改革政治を開始した後も、流行は依然として収まらなかった。

前章でみたとおり、宝永五年（一七〇八）秋から翌六年にかけて麻疹が流行し、江戸で多数の死者が出ている。次期将軍の家宣や尾張藩主の徳川吉通たちも感染したが、時の将軍綱吉に至っては麻疹のため命を落とした。

綱吉が死去した宝永六年は疱瘡が流行した年でもあった。多くの子供が命を失ったが、京都では中御門《なかみかど》天皇や父の東山上皇も感染している。天皇は回復したが、上皇は疱瘡のた

表 1　享保期前後の医療政策と疫病の流行

年	事項
宝永５年（1708）	麻疹など流行
宝永６年（1709）	五代将軍徳川綱吉が麻疹で死去。疱瘡流行
正徳元年（1711）	疱瘡流行
正徳２年（1712）	疱瘡流行
正徳４年（1714）	疫病流行
享保元年（1716）	疫病流行。紀州藩主徳川吉宗が八代将軍に就任
享保５年（1720）	疱瘡流行。薬草見分の開始。駒場薬園開設
享保６年（1721）	小石川薬園拡張
享保７年（1722）	小金野薬園開設。和薬改会所設置。小石川養生所設立
享保８年（1723）	養生所の事業拡大。疱瘡流行
享保15年（1730）	麻疹流行。治療薬の白牛洞配付。『普救類方』発売
享保17年（1732）	疫病流行。享保の大飢饉
享保18年（1733）	疫病流行。『救民薬方』配付
享保19年（1734）	疫病流行
享保20年（1735）	疫病流行

※富士川游『日本疾病史』平凡社東洋文庫などにより作成

め崩御した。疱瘡は正徳元年（一七一一）や翌年も流行し、貴賤を問わず、多くの死者を出している。

吉宗が七代将軍家継《いえつぐ》の死を受けて将軍の座に就いたのは同六年つまり享保元年（一七一六）のことだが、この年も病名は不明ながら疫病が流行した。江戸の町では、一カ月で疫病による死者が八万人を超えたという。

あまりの死者の多さに棺《かん》桶《おけ》の用意が間に合わなかっ

た。そのため、酒の空《あ》き樽《だる》に入れて寺院に葬ろうとしたが、墓地もいっぱいで寺院側は土葬を拒否している。

火葬ならば埋葬を受け付けるということであったが、火葬場にしても荼毘に付されるのを待つ遺体でいっぱいだった。貧しい人たちの遺体は寺院で回向してもらった後、菰《こも》で包んで水葬した。品川沖に流さざるを得なかったのである。

吉宗が新将軍となった年、江戸の町が疫病流行のため惨状を呈していたことなど、一般には知られていないに違いない。江戸城の主《あるじ》となった吉宗にしても、御膝元《おひざもと》の江戸で起きていた深刻な事態には危機感を強めたはずだ。医療政策に力を入れる大きな動機になったことは想像するにたやすいが、その後も流行は収まらなかった。

享保五年と八年にも疱瘡が流行したが、同十五年には麻疹が流行し、吉宗の跡を継いで九代将軍となる家重《いえしげ》も罹患した。家重は回復したものの、吉宗と八代将軍の座を争った尾張藩主徳川継友《つぐとも》は麻疹のため死去している。

同十七年は、江戸の三大飢饉の一つとされる享保の大飢饉が西国を中心に起きた年だが、疫病が流行した年でもあった。まさにダブルパンチだった。

九州の豊前国《ぶぜんのくに》小倉《こくら》藩では、男女合わせて七万人の領民が疫病と飢えのため命を落としている。肥前国《ひぜんのくに》佐賀藩では十二万人余、筑前国《ちくぜんのくに》でも人口およそ三十六万七千八百人のうち九万六千七百二十人が同じく疫病と飢えで命を落としたという。飢饉のため充分な食事が取れず、体力（抵抗力）が落ちていたところに疫病に見舞われたため、ひとたまりもなかったのだ。

多くの人命を奪った疫病は、以後同二十年まで毎年続いた。

『普救類方《ふきゆうるいほう》』の編纂と頒布

吉宗が将軍の座に就く前だけでなく、その後も疫病で多くの人命が失われた。享保改革で医療政策に力を入れる背景にもなったが、具体的にはどのような疫病対策を取っていたのか。

享保十四年（一七二九）、幕府は丹羽正伯と林良適《はやしりようてき》に対し、辺地に住む庶民にも入手可能な薬や簡単な治療法を平易な文章で紹介する書物の編纂を命じた。そのタイトルは『普救類方』である。

辺地であるため医者もおらず、病気にかかれば死を待つだけなのは不憫《ふびん》であるというのが、『普救類方』編纂の理由であった。林良適は小石川養生所に医師として勤めていた幕府の医官で、祖父の林良以は紀州藩医の出身だ。

十二巻から成る同書では「頭之部」「面之部」「目之部」「鼻之部」など身体の部位ごとに病状が列挙され、その症状ごとに処方が紹介されている。頭痛の場合は『本草綱目』を典拠として、マメ科の多年草「イタチササゲ」を用いた処方が紹介された。

疱瘡の治療法も収められており、『普救類方』の編纂は疫病対策にもなっていた。なお、最終巻では薬草が図入りで解説され、薬草見分の成果が盛り込まれている。

翌十五年、『普救類方』は全国各地の書店で販売される。代金は銀九匁《もんめ》八分《ぶ》で、金一両の約十分の一の値段に過ぎない。

同十七年は飢饉と疫病が流行した年だが、翌十八年に幕府は丹羽と医師の望月三英《もちづきさんえい》に疫病への処方(『救民薬方』)をまとめさせ、これを全国の幕領に配付している。その内容は以下のとおりである。

疫病のため高熱を発した時は芭蕉《ばしよう》の根を砕いて搾った汁を飲むのがよい。食中毒となった時は煎った塩を舐《な》め、あるいは温《ぬる》い湯にかき混ぜて食べるのがよい。口や鼻から出血した時はねぎを刻んで水一合で煎じ、冷やして何度でも呑《の》むべし。

具体的な病状と処方が十一箇条にわたって平易な文で記されていた。芭蕉、塩、ねぎなど比較的入手しやすいものが材料として挙げられているのが特徴であった。

享保の大飢饉とともに江戸の三大飢饉に数えられる天明の大飢饉や天保の大飢饉の時には、『救民薬方』は私領宛にも出されている。

治療薬の配付

幕府の疫病対策は、『普救類方』や『救民薬方』といった処方集の頒布や配付だけではなかった。薬も配付している。

麻疹が流行した享保十五年(一七三〇)の事例をみてみよう。この時は綱吉の命を奪った麻疹が流行した宝永六年(一七〇九)時に比べると、倍以上の感染者を出したという。

十一月二十八日、町奉行所は江戸の町に対し、麻疹の治療薬「白牛洞《はくぎゅうとう》」を無料で配付する旨の触を発した。麻疹に苦しむ者、その後遺症に苦しむ者に配付するので、町奉行所まで願い出るよう命じた。

幕府は安房国《あわのくに》（現千葉県南部）に嶺岡牧《みねおかのまき》という名の牧場を持っていた。吉宗はオランダを通じて輸入した白牛を嶺岡牧に放って繁殖させる一方で、搾った牛乳に砂糖を入れて煮詰めた「白牛酪《はくぎゅうらく》」を作らせていた。

白牛酪は疲労回復のほか、解熱にも効果があるとされ、はじめは将軍への献上品だった。後には一般にも販売されるが、この嶺岡牧で放牧されていた牛の糞《ふん》で白牛洞を作り、麻疹の治療薬として江戸の町人に配付したのである。

しかし、町奉行所まで貰《もら》いに行くのを億劫《おっくう》がり、幕府が期待したほど町人たちは出頭してこなかった。よって、町奉行所から町の行政事務を委託されていた町年寄のもとに出向いても貰えると触れたものの、依然として貰いにやってくる町人は少なかった。

しびれを切らした町奉行所は一計を案じる。今度は、自宅で簡単にできる白牛洞の作り方を触れたのだ。

牛の糞を黒焼きにして粉にする。牛に蓬《よもぎ》を食べさせた上で糞を取り、干して粉にする。この二つの製法が紹介されていた。白牛洞の使い方については、服用あるいは発疹が出た患部に塗るよう指示している。

幕府肝煎《きもい》りの麻疹治療薬はあまり人気がなかったように思えるが、そうではない。薬が買えないほど貧しい町人は相当数いたのである。

享保十八年に町奉行所は江戸の町の実態を調査し、次のような数字を得ている。町人人口四十六～四十七万人のうち、三十万人余は自分で薬が買える経済的余裕があるが、残りの十万人余はそうではない。

これが江戸の町人の実態であり、次に取り上げる小石川養生所設置の理由にもなるのである。

(3) 小石川養生所の設立

一人住まいの男性が多かった江戸

八代将軍徳川吉宗や江戸町奉行大岡忠相《おおおかただすけ》が時代劇や時代小説で取り上げられる際に、登場することの多い幕府の施設に小石川養生所がある。無料で診療が受けられ入院もできる公的施療機関の走りだ。

山本周五郎の小説『赤ひげ診療譚《しんりょうたん》』の舞台となり、同作品が『赤ひげ』として映画化されたことで養生所は一般にも広く知られるようになった。歴史教科書では享保改革の成果として必ず取り上げられる施設だが、町医者の小川笙船《しょうせん》が幕府の目安箱に投書した一通の訴状がすべてのはじまりであった。

当時、江戸の町は町人の人口が五十万人に近づいていたが、享保十八年（一七三三）の別の人口調査によると、町人の数は五十三万六千三百八十人。男女別にみると、男性が三十四万二百七十七人、女性が十九万六千百三人で、男性の数は女性のほとんど倍だった（『享保撰要類集』国立国会図書館所蔵旧幕府引継書）。それも家族持ちではなく、独身者が多かった。

江戸は一人住まいの男性が多い町だったが、地方から出稼ぎに来ている場合は、江戸に身寄りのない者が少なくなかった。

その上、生活も苦しかった。其《そ》の日稼ぎのような仕事に従事していたからだが、いったん病気になると悲惨である。貧しさのため薬が買えず、当然ながら医者の診療も受けられない。看病する家族などもいなければ、病状も生活状況もさらに悪化してしまう。

向こう三軒両隣のような支え合いがあれば、そんな窮状を脱することは可能だったかもしれないが、現実は甘くなかった。もちろん助け合いはみられたが、そうではない場合も多かった。

幕府は何らかの手を打つ必要に迫られていたが、そんな折、ある施策の提案が目安箱に投函される。

目安箱とは、享保六年八月に創設された将軍への上書制度である。これにより、一般庶民でも将軍に直接訴え出ることが可能となった。毎月二日、十一日、二十一日の月三回、江戸城大手門近くにあった龍《たつ》の口《くち》の評定所前に目安箱が置かれ、庶民からの投書を受け付けた。

投書の内容は政治に有益なこと、役人の不正に関することなどに限定された。無記名の訴状は提出を禁じられた。何でも訴え出てよろしいということではなく、天下・国家のためになる意見が提出されることを幕府つまり吉宗は期待していた。

目安箱に投書された施薬院設立の願い

享保七年（一七二二）一月二十一日、江戸城四谷《よつや》御門《ごもん》近くの麴町《こうじまち》十二丁目（現東京都新宿区）で長屋住まいをしていた町医者の小川笙船が幕政に関する意見書を目安箱に投書した。意見書は十九箇条から成っていたが、施薬院の設置を求めた条項が養生所開設の直接のきっかけとなる。

施薬院とは、貧しい病人に施薬や施療をおこなった施設である。奈良時代初期の養老七年（七二三）に、奈良の興福寺内に悲田院《ひでんいん》（貧窮者・病者・孤児などを収容する施設）とともに設けられたのが最初と伝えられる。その後、興福寺を氏寺とする藤原不比等《ふひと》の娘で聖武《しょうむ》天皇の皇后となった光明《こうみょう》皇后により、政府機関としても設置された。天平二年（七三〇）のことだが、やがて消滅してしまい、後に豊臣秀吉により再興された。

笙船はそうした歴史的経緯を踏まえ、施薬・施療事業をおこなう機関の設置を幕府に求めたが、訴状を要約すればその理由は以下のとおりであった。

「江戸の町に住む極貧の病人の家庭を調査したところ、たいへん悲惨な状況が見受けられる。大名や旗本の屋敷に奉公していた者が重い病気にかかると、身元引受人（保証人）のもとに返されるが、その親類でもなければ、ろくに看病もしない非道の者が多い。武家奉公人以外でも、江戸に知り合いや縁者のいない者、妻子がいない者が病気にかかると、見殺しにされる事例は実に多い」（『享保撰要類集』）

一人住まいで身寄りがおらず、その上、貧しい暮らしを強いられた者が病気にかかるとどうなってしまうのか。目安箱を通して直接訴えてきた意見書に、吉宗は強い関心を寄せる。そうした実例が多かったからこそ、養生所は開設されることになる。

吉宗は側近として幕政にも強い影響力を持つ御側御用取次《おそばごようとりつぎ》の有馬氏倫《ありまうじのり》に笙船の訴状を下げ渡し、検討を命じた。ここに、無料で診療や投薬が受けられる施薬院、後の養生所開設へのレールが敷かれる。

吉宗が施薬院設置に前向きだったのは、病気から人々の生命を守ることは将軍（幕府）の責務という意識を強く持っていたからである。二年前の享保五年から全国を対象に薬草見分を開始し、薬園の拡充にも乗り出したが、施薬院の設置も享保改革における医療政策の柱の一つとなっていく。

吉宗の指示を受けた有馬は江戸の都市行政を担当する町奉行に対し、具体的な検討を命じる。町奉行は二人制で、南町奉行が大岡忠相、北町奉行が中山時春《ときはる》であった。有馬からの要請を受け、町奉行は施薬院の設置に向けて動き出す。笙船を奉行所に呼び出してその考えを聴取し、有馬に上申している。

目安箱への投書から一カ月後の二月二十日、有馬は町奉行に対し、配下の与力に施薬院の設置計画を検討させ、その内容を報告するよう命じた。翌二十一日、南町奉行所与力の吉田十郎兵衛、北町奉行所与力の満田作左衛門が担当与力に任命される。この二人が、養生所開設後は養生所見廻《みまわ》り与力となる。

施薬院から養生所へ

以後、両与力を中心に施薬院の開設準備が進められるが、笙船も評議に加わっている。施薬院には縁者のいない病人を収容し、幕府に仕える医官（幕医）に治療させる。看病人には縁者のいない老人をあてるなどの案を申し立てている。

六月二十日、町奉行は有馬に対して、施薬院は小石川薬園内に設置し、町奉行所の与力・同心を出役させると上申した。前年に小石川薬園は約四万五千坪に大拡張され、芥川元風が西半分、岡田利左衛門が東半分を管理していたが、その境目にあたる薬園中央部の土地千坪を施薬院の用地にあてることが内定する。

翌七月、町奉行は与力に検討させていた施薬院の設置計画案を有馬に上申し、承認される。

医療スタッフの要である医師には御医師と呼ばれた幕医をあてる。二人の幕医が任命されるが、その一人は『普救類方』の編纂者となる林良適だった。もう一人は岡丈庵という者だが、二人とも本道つまり内科の医師であり、開設当初は内科の医師のみ常駐することになる。

夜中に急病人が運ばれてきた時は、施薬院の近所に住む医者をあらかじめ指定しておき、連絡があり次第駆け付けさせて治療にあたらせる予定だった。開設時には三人の医師が指定医となっている。

施薬院における医療行為全般は、施薬院つまり養生所肝煎に就任予定の笙船に監督させる。監督の任務を果たすには麴町では遠過ぎたようで、笙船は開設に合わせて小石川伝通《でんづう》院《いん》の門前町に転居する。薬草見分に動員された丹羽正伯たちと同じく、医療政策のブレーンとしての手腕が引き続き期待されたことが窺《うかが》える人事だった。

施薬院は町奉行所が管轄下に置き、与力・同心を日々派遣して事務監督にあたらせるとした。

事務を統括する立場の与力（二人）は毎日一人ずつ詰め、病人の入退所の改め、諸経費の改め、病人に用いる人参の吟味などをおこなう。与力の下で事務を執る同心は十人とし、経理事務、物品の管理、病棟の見回りに昼夜交代であたらせる。そのほか、病人用の炊事や看護などにあたる下男を十人雇う。これは男性用病棟であり、女性用病棟の看病人としては別に女性を雇う予定だった。

施療対象は、貧しいため病気にかかっても薬が服用できない者、独り身のため病気になっても看病人がいない者に限定された。入所定員は四十人としたが、外来患者については与力や笙船が吟味した上で診療を許可するとしていた。

この段階では施薬院として設置が進められたが、十一月に入ると施薬院の名称が消える。代わりに、養生所という言葉が使われるようになるが、これは吉宗の意思であったと伝えられる。

貝原益軒著『養生訓』がロングセラーとなったように、養生は一般庶民にも広く行き渡っていた言葉である。医学に強い関心を持っていた吉宗のことであるから、『養生訓』をはじめとする養生書は一通り目を通していただろう。一方、歴史のある施設とはいえ、施薬院は庶民にあまり馴染みのない言葉であった。

吉宗としては、庶民にも馴染みのある養生という言葉を使うことで、江戸の町に設置する公的な施療機関の実態をわかりやすく理解させようとしたのだ。病人が養生できる場所であり、その費用は無料。そんなコンセプトを理解させるのに最適な言葉として、養生を選択したのである。

施薬院は養生所と改称の上、開設の運びとなる。享保七年（一七二二）十二月七日、次のような養生所開設の町触が出された。

　先日、小石川伝通院前に住む小川笙船というものが極貧の病人を治療する施設として、施薬院を設置していただけないかと、その構想などを書面で提出してきた。町奉行所で吟味した結果、このたび小石川薬園内に病人養生所を設置することになった。

薬を服用できないほどの極貧の病人、独り身のため看病人もいない病人、妻子も皆病気であるため養生できない病人は、養生所に入所して治療を受けるように。治療中は食事、着衣、寝巻などを支給するので、入所希望者は町奉行所に願い出ること。自力で歩けない者は家主（大家）・親類・店請人《たなうけにん》・相店《あいだな》の者に依頼して、入所希望の意思を奉行所に申し出ること。吟味の上、入所が許可されれば、養生所へ直接出向くように。

入所はせず、通院して治療を受けたい者は自分が住む町の名主《なぬし》に申し出て、その印が捺《お》された書面を持って養生所に出向くように。

病人の入所手続きを面倒がり、希望者が願い出ないようにする行為が発覚した場合は、病人の住む町の名主・家主の落ち度とする。

（『江戸町触集成』第四巻）

養生所の開設とその悪評

養生所は、約一週間後の十二月十三日より診療業務を開始した。

笙船が投書したような江戸の町の実情を背景に、幕府は養生所に診療や入所を希望する者は非常に多いと予想していた。ところが、蓋を開けてみると希望者の数は予想をはるかに下回る。

無料での診療が必要な者の数が、予想よりも少なかったからではない。何よりも、養生所に関する悪評に原因があった。小石川薬園で栽培する薬草の効果を試す人体実験場なのではないかという悪評が江戸市中に広まっていたのである。

こんな風評もあった。養生所で使われる人参は朝鮮人参ではなく、「和人参」つまり日本産の人参だ。また、大量の薬を一度に煎じているという風評もあった。

人体実験場だの、使用している薬が粗末だのといった風評が流布していては、入所希望者が少なかったのも当然である。町奉行所としては、こうした悪評を取り除いて養生所の医療活動を正確に伝えることが何よりも必要だった。将軍吉宗お声がかりの事業でもあった。

享保八年（一七二三）七月二十一日、町奉行所は江戸の町名主を養生所に集めて現地見学会を開く。養生所見廻り与力の吉田と満田は出頭してきた名主たちに対し、次のように訓示した。

「養生所での病人の取り扱いについて、町方でいろいろ取沙汰されているため、今回、所内の様子や病人の取り扱いなどを実地に見学させることとした。養生所に関する様々な風評はすべて事実無根であるから、町内に病人がいれば早速養生所に連れてくるように。以後、町奉行所に診療・入所を願い出る必要はなく、直接連れてくるように」（『江戸町触集成』第四巻）

退所時に雑費などの支払いを命じられるという風評もあったが、何であれ費用の支払いが必要では、入所したい気持ちがなくなってしまう。そのため、与力はこの風評も合わせて否定している。

町方で流布している悪評をその場で否定するとともに、養生所の医療活動をPRすることで入所希望者を増やそうとはかったが、実は風評だけが理由ではなかった。入所手続きに関わる名主側にも問題があった。養生所での診療や入所を希望する病人が町内にいても、町奉行所への手続きを面倒がって放置してしまう名主がいたのだ。

名主とは町内のリーダーで、町奉行所から各町内の行政事務を委任された者である。奉行所と町人とのパイプ役だったが、そんな名主が事務手続きを面倒がることは、奉行所として看過できなかった。

よって、養生所で現地見学会を開催した翌日の七月二十二日、町奉行所は名主側の手続き放置行為を禁止するとともに、入所手続きを簡略化する旨の町触を出している。

これまで入所希望者は町奉行所に願い出て、その吟味を受けた上で入所が認められることになっていたが、これを不要とした。大家でも店請人でも相店の者でも、誰か一人付き添って名主の印が捺された書面を養生所に持参すれば、吟味の上、入所を認めるとしたのである。

これならば名主の負担は軽減されると奉行所は考えた。病人も名主側に入所を申し出やすいはずだ。

入所手続きの簡略化に加え、医療体制の充実もはかられている。開設当初は内科の医師二人のみだったが、この頃は外科の医師二人と眼科の医師一人がスタッフに加わり、五人体制となる。養生所は怪我人も受け入れていたことがわかる。

施療事業の拡大

町奉行所は現地見学会の実施を通じて悪評の払拭に努める一方、入所手続きを簡略化するなどの対応を取ったが、これにより事態は好転する。一転、養生所への入所希望者は激増していった。

入所手続き簡略化の町触が出されてから一カ月も経《た》たない八月十八日現在、入所者数は定員四十人を超える五十七人。通院して治療を受ける者は三百十四人で、そのうち入所希望者は九十八人にものぼった。

そのため、二十三日に外来患者の診療が停止される。もともと、養生所は入所して病気や怪我の治療に努める施設として設立されたが、当初は診療のみの外来患者も積極的に受け入れていた。入所希望者の少なさに悩む養生所のPRになることを期待したわけだが、ここまで希望者が増えるととても対応できなかった。もちろん予算の問題もあった。

養生所は外来患者の受け入れを停止し、入所して療養する施設に戻っていく。その代わり、翌九月には定員が百人に増やされて病室も増築されたが、入所を希望する者は跡を絶たなかった。順番待ちの患者が常に五十人前後はおり、入所を待つ期間も六十～七十日が普通だった。重病人のなかには、順番待ちをしている間に命を落とす者もいた。

享保十四年(一七二九)七月、養生所は入所定員を百五十人に増やした。これにより順番待ちの患者はいなくなる計算だが、一時的な処置であった。同十八年に定員は一一七名に改められ、この状態が幕末まで続く。

当初、入所期間は特に制限していなかった。回復の見込みのない者は退所させ、そうでない者は全快まで入所させる方針が取られたが、希望者の急増により期間を制限せざるを得なくなる。できるだけ多くの患者を受け入れるには、定員の増加だけでなく病室の回転をよくすることが不可欠だった。

同十一年、入所期間が二十カ月と定められる。二十カ月治療して病状が好転しなければ退所させるが、快方の兆しがみられれば二十カ月を超えて入所させ、全快の上で退所させるとした。いったん退所した患者は同じ病気では再入所させないことも定めている。

しかし、十五年には期間が十二カ月に短縮される。十カ月もあれば回復の見込みは判断可能というのが理由だが、これでも長過ぎた。入所期間が長引くほど、入所希望者の順番待ちもそれだけ長くなる。十八年には、さらに八カ月に短縮されている。

入所者には食事のほか、夜具・茣蓙《ござ》、飯鉢・膳・椀《わん》、ちり紙・半紙などが支給された。医師の許可を受けた者は毎月五・十五・二十五日の三度、入浴できた。暮れ七つ（午後四時）までに戻ってくる条件で月六度の外出も許されたが、これには退所に備えて体力を付けさせる意図も含まれていた。

（4）江戸の下層社会と生活補助

名主頼みの行政システム

前節では養生所開設までの経緯と、同所における施療の実態をみてきた。その対象は貧しさのため医者の診療が受けられず、薬も買えなかった病人や怪我人だったが、幕府は医療だけを提供していたのではない。

病気のため生活困難に陥った者には給付金を支給する方針も示した。その額も支給された人数も少なかったが、当時としては画期的な施策だった。社会的弱者への生活支援にほかならないが、それだけ病気で経済的に苦しむ者が多かったことへの危機感が動機である。

享保改革の都市政策にはみるべきものが多いが、吉宗の意を受けて江戸の町という現場を預かったのは町奉行の大岡忠相である。享保七年（一七二二）からは養生所の施療事業を軌道に乗せるため奔走したが、並行して江戸の行政システムにメスを入れている。

江戸の都市行政のトップに立つのは町奉行所であり、奉行配下の与力・同心が実務を執ったが、下請機関として機能することを期待されたのが三人の町年寄とその下の名主（町役人と呼ばれる）である。各町の行政事務は名主に委任されており、奉行所はその監督・指導をするスタンスだった。与力・同心合わせても三百人に満たず、奉行所だけでは膨大な行政事務を処理できなかった。

名主なくして、江戸の都市行政など成り立たなかった。

江戸は八百八町と称されるが、実際の町数は千六百町を超えていた。そして、町方の人口は五十万人を超えた。名主の数は二百五十〜六十名であるため、名主一人あたり平均七〜八町。そして、二千人以上の町人を支配する計算となる。

その職務は、町触の伝達、人別の改め、火事場での火消人足の差配、町奉行の指令に基づく調査、奉行所に提出される訴状や届書への奥印、町内の揉《も》め事《ごと》の調停など多岐にわたった。小さな自治体の首長のような存在であった。

江戸には名主を長とする二百六十ほどの役場があり、町奉行による都市行政を支えていた。もちろん、名主だけで一連の事務を切り盛りしたのではない。「町代」「書役」と呼ばれた事務職を雇用し、膨大な事務を処理した。

ところが、名主側に不正行為が発覚する。行政事務を委任している以上、それは由々しき事態だった。忠相はその改善を目指す。

町入用の増加と行政改革

各町の行政事務を執行する費用は町入用と呼ばれたが、幕府が負担したのではない。町側が負担した。地主が所持する屋敷地（不動産）の規模に応じて、名主が地主から徴収したのである。

江戸の町は地主が支出する町入用により運営された。町の運営費である町入用は、現在で言うと自治会費のような性格を持っていた。

奉行所から委託を受けて各町の行政を担った名主は町入用を管理し、火消人足の給金や纏《まとい》・火の見などの消防活動に要する費用、自身番屋など都市施設の建設・維持費用、祭礼費用、そして名主の役料（役職手当）などの経費にあてた。

ところが、享保期以前から町入用の増加に歯止めがかからなくなる。

享保期はいろは四十七組に象徴される町火消制度が創設され、江戸の町の消防体制が強化された時代だが、消防費が町側の負担であったことはあまり知られていない。町奉行所が負担したのではなかった。

町の消防体制が充実する反面、それに要する経費の負担は増すが、町入用の増加はそれだけが理由というわけでもなかった。名主側にも問題があった。

名主は行政事務を処理するため町代や書役を雇用したが、任せきりにしたことで不明朗な経理を許していたのである。町入用を必要以上に地主から徴収し、その分は町代などの懐に入ったらしい。町代と結託して甘い汁を吸う名主もいたようだ。

町入用の増加は地主の負担を増すが、結局のところ、それは借地人（地借）や借家人

（店借）から徴収する地代・店賃に転嫁される。借地人や借家人の生活は脅かされるが、其の日暮らしを強いられる裏店住まいの者ほど、その影響は大きい。社会不安が起きる恐れもあった。

既に宝永七年（一七一〇）三月以来、町奉行所は町入用の減額を目指していたが、享保期に入ると、強硬な方針を取りはじめる。享保六年（一七二一）九月、行政事務を代行させていた町代に不正があるとして、その廃止を命じた。翌七年四月には、町入用を多く支出させる名主がいるとして、死亡などで欠員が生じた場合は隣町の名主に兼任させる。以後名主の数を増やすことは認めないと通達した。

何としてでも町入用の増加に歯止めをかけたい忠相の強い決意のあらわれであった。

奇《く》しくも、この年の正月に名主役の廃止を提案した者がいる。施薬院設立を幕府に願い出た小川笙船だ。名主役を廃止して、その役料を養生所の運営費にあてるよう目安箱に投書した訴状では提案していた。町奉行所が危惧したような問題が提案の動機だったが、結局、養生所は幕府の費用で運営されることになる。

名主側は忠相の強硬姿勢に驚く。以後名主たちで組合を結成し、互いに申し合わせて町入用が必要以上かからないようにするので、名主の数は減らさないで欲しいと申し出てきた。

忠相はこの申し出をうまく利用する。名主数削減の方針は撤回したものの、その代わり十七番組から成る名主組合（後に二十三番組となる）を結成させることに成功した。

引き続き、名主に行政事務を委任して各町に費用を負担させる一方、名主たちをして相互にその仕事ぶりを監視させたのだ。お互いに町の経理や行政事務をチェックさせることで、町入用の増加や名主側の不正行為にストップをかけたい思惑が秘められていた。

名主頼みの行政システムを取っている以上、その不正行為は都市行政の根幹を揺るがしかねない。養生所での診療や入所を希望する病人が町内にいても、町奉行所への手続きを面倒がって放置する名主がいたわけだが、忠相にしてみれば言語道断の所行だった。

名主たちには、町奉行所の下請機関としてしっかり働いてもらわなければならなかったのである。

御救金の支給開始

享保六〜七年にかけ、忠相は江戸の行政システムにメスを入れたが、時を同じくして、生活困難の状況に陥った者への救済を開始する。該当者に支給される米や金銭は幕府財政から支出されたが、該当者の調査は名主に任せられており、業務委託した形での救済事業だった。

享保六年(一七二一)五月二十四日、町内にその日を送れないほど困窮している者がいれば、その者の名前や、そんな状況に立ち至った理由を報告するよう名主に命じた。六月八日には、火事に罹災すると、その日を送れなくなる困窮者を調査することも命じたが、調査の趣旨が徹底しなかったようであり、次のような指示が名主側に改めて下された。同月十七日のことである。

困窮している者が火事に罹災すると、特に難儀であろう。その際には、一日も生活できない者に対して、三〜五日の間は餓死する状況にならないような処置を取るつもりだ。だが、事前に人数がわからないと対処のしようもないので、該当者を報告せよ。

(『享保撰要類集』)

この指令により、ようやく該当者が書き上げられる。江戸の町全体の数字ではなかったが、百五十六人の名前が名主から町奉行所に報告された。

それから約半年後の十二月十日に神田永富町《かんだながとみちょう》(現千代田区)で火事が起き、大火となった。先に名前が報告された百五十六人のうち三十七人が罹災したため、生活補助として罹災者一人につき銭二百五十文が支給されている。少額ではあるが、約束を守ったのだ。翌七年十二月には、残りの人数から死者や転居者を除いた七十九人に、一人につき銭一貫文(=千文)が支給されている。

また、享保六年九月二十六日には、親や妻子あるいは自分が重病のため、その日を送れない者には扶持米《ふちまい》を支給する旨を江戸の町に触れている。火事だけでなく、家族の者も含めて病気も生活補助の理由として認めたのである。

忠相は社会的弱者の救済に力を入れはじめたが、そうなると、何らかの規定が必要となってくる。どういう場合に、どれくらいの米や金銭を支給するのか、あるいは、火事に罹災して米や銭を支給された該当者が、再び火災に遭った場合の対応などもあらかじめ決めておくことが必要だった。

同七年十二月二十八日、忠相は相役の中山時春と連名で、御側御用取次の有馬氏倫に次のような規定案を上申している。

以後、火災に遭ってその日を送れない者には銭二百五十文を支給したい。

（『享保撰要類集』）

前年十二月の神田大火の事例が参考にされたようだ。ただし、救済の回数は三回までとし、四回目からは対象外にする。そして、老衰や病気のため仕事ができない者、老衰の親あるいは幼子を抱えながら自分は持病のため生活できない者には、当人に銭一貫文、妻子には五百文を支給するとした。先に扶持米を支給する旨が触れられたが、銭に変更されたことが窺える。なお、これは一度きりの救済であり、いかなる理由を申し立てても、再度の救済願は受け付けないとしていた。

忠相はこうした規定を定めることで、生活補助のシステムを軌道に乗せようとした。火事に加えて病気も給付金支給の条件に加えたことは注目されるが、のちの寛政改革の時には火事や病気、そして感染症を理由とする給付金制度が確立される。それが江戸の都市崩壊を防ぐ歴史的役割を担うのである。

第三章　江戸町会所の〝持続化給付金〟

（1）江戸の飢饉と米騒動

天明の大飢饉

享保改革では将軍吉宗の強い個性のもと、感染症対策にも力が入れられた。治療薬の配付など医療面への対応が中心であったが、同じく江戸の三大改革の一つに数えられる寛政改革では、むしろ経済的支援に重点が置かれている。

感染症をはじめ病気により生活困難に陥った者のほか、米価高騰によりその日の食べ物にも事欠いた者を対象に御救金や御救米の給付を繰り返したのだ。これにより、日々の生活を維持させようとはかる。いわば、江戸の〝持続化給付金〟であった。

その事務局として設立されたのが江戸町会所である。小石川養生所と同じく町奉行所の外局のような機関だった。

風邪、麻疹、コレラが流行して社会が大きく動揺した時は、町人人口の半数を超える約三十万人に給付金を支給して生活をバックアップしている。飢饉により米価が高騰した時も同様だが、この時は白米を給付して飯米にあてさせた。

こうした町会所による一連の救済事業により、幕府は江戸の都市崩壊を未然に防ぐことに成功する。

まずは、江戸町会所設立の前提となった当時の社会情勢からみていこう。

享保の大飢饉の後、気候は持ち直した。豊作も続き、一時高騰した米価も逆に低落傾向に転じたほどだが、享保改革から約半世紀後にあたる天明期（一七八一～八九）に入ると、再び天候が不順となる。凶作がはじまり、江戸の三大飢饉の一つ、天明の大飢饉が日本を襲う。

その第一波は天明三〜四年であった。

天明二年（一七八二）から続く冷害による凶作のため、天明三年は北関東や東北を中心に大飢饉となった年である。米価は高騰し、東北諸藩では餓死者が続出した。この年の七月に浅間山が大噴火し、壊滅的な打撃を受けた農地が広範囲に及んだことも、さらなる凶作の要因となる。

ただし、米価高騰や餓死者続出の事態を招いた理由は天候不順や浅間山噴火だけではない。さらなる利益を求め、米屋が買い占めや売り惜しみに走ったことが事態をいっそう悪化させた。

よって、米価を釣り上げて暴利をむさぼる米屋への怒りは各所で爆発する。追い詰められた窮民たちはその居宅を打ちこわし、蔵に貯蔵された米を撒《ま》き散らした。天明三年七月から四年二月にかけてのことである。

幕府はそんな社会情勢の悪化を放置していたわけではない。打ちこわしなどの実力行使を厳しく取り締まる一方で、米価を引き下げるための手を次々と打つ。例えば、米穀類を買い占めて隠匿する行為を禁止するとともに、自家用分を除いて最寄りの市場に売り出すよう命じている。

米価高騰の状況を終息させるには、何よりも流通量を増やさなければならなかった。米穀類の販売を督促して市場に放出させようとするが、一片の法令のみでは効果はあまり期待できなかった。そこで、一種の実力行使に出る。

江戸市中でも米価は上昇していたが、天明四年六月より、幕府(町奉行所)は時価では買えない貧しい者を対象に米の廉売を開始する。時価より安く売ったわけだが、実務にあたったのは名主たちである。名主をして廉売の対象者を調査させた。

町奉行所による米の廉売には、米価引き下げの目論見も秘められていた。買い占めて隠匿している米屋に対し、市場への放出を暗に促したのだ。売り時を失っては逆に損してしまうという心理が働き、廉売された価格に合わせて米を販売しはじめた結果、米価は下がりはじめる。

こうして、市中の不穏な情勢は鎮静化する。この時江戸では米屋への打ちこわしは起きず、都市崩壊の危機は辛くも免れたが、同七年には江戸の都市崩壊が現実のものとなってしまう。

天明の江戸打ちこわし

天明期は天候の不順による凶作が続いた時期であったが、天明六年（一七八六）七月には関東を大雨が襲う。百年に一度の大洪水と評されるほどで、農作物の被害は甚大なものとなる。天明の大飢饉の第二波の到来だった。

もともと凶作が続いていたところに、水害に見舞われたことで米価をはじめ諸物価は再び暴騰していく。米の流通を促進させる法令なども出されたが、江戸では合わせて御救米の支給も開始される。

同年閏《うるう》十月より、その日の食に事欠く窮民に、一日あたり一人米二合の割合で十日分（二升）が給付された。翌年三月までに、対象者は累計約一万四千人にも及んだ。

御救米の支給が継続されたように、天明七年に入っても米価など諸物価の高騰は収まらなかった。五月に入ると、窮状に耐え兼ねた町人たちが町奉行所に訴え出ようとする動きがはじまり、名主が必死に押しとどめる状況となる。

この段階で町奉行所が町人たちの期待に応える処置を取れば、以下にみるような事態は起きなかったかもしれない。後日、幕府内でも町奉行の不手際が指摘されたが、御救米や御救金が給付されることはなかった。危機意識が薄かったのか、都市崩壊寸前の状況を見過ごしてしまったのである。

この月の十二日、大坂で米の買い占め・売り惜しみをしていた米問屋などが打ちこわされる。この大坂での打ちこわしを皮切りに、全国各地の都市や港町で連鎖的に同様の打ちこわしが起きる。二十日には江戸にも波及した。二十四日頃に終息するまで、米屋への打ちこわしが江戸の各所で窮民たちにより繰り広げられた。

江戸の治安を預かる町奉行はこれを取り締まらなければならなかったが、抑え込みに失敗する。江戸は数日にわたって無政府状態に陥った。

慌てた幕府首脳部は米の廉売、御救米支給の再開、御救金（一人につき米一升分の代金）の支給を町奉行に指示する。後手に回った感は否めなかったが、これにより事態は沈静化に向かう。

しかし、幕府に与えた衝撃は限りなく大きかった。

将軍のお膝元で米騒動が起きて多くの米問屋の居宅が打ちこわされただけでなく、これを鎮圧できなかったからだ。町奉行、ひいては幕府の権威に傷が付くのは避けられなかった。

六月に入ると、北町奉行曲淵景漸《まがりぶちかげつぐ》が今回の米騒動の責任を取らされ、閑職の西丸留守居役に役替えとなる。事実上の解任だった。南町奉行山村良旺《たかあきら》の解任も検討されたが、月番（当番の月）ではなかったため留任する。

幕府にとり、天明七年の江戸打ちこわしは町奉行の首が飛ぶほどの事件となったが、実はそれ以上のことが起きていた。江戸の都市崩壊が引き金となる形で、政変が起きたのである。

政変の勃発

天明三年（一七八三）は北関東や東北を中心に大飢饉となった年だが、この年の十月に陸奥国《むつのくに》白河藩主の座に就いた人物がいる。徳川一門の田安《たやす》徳川家から白河藩松平家に養子に入っていた松平定信《さだのぶ》である。享保改革を断行した将軍吉宗の孫で、この時、数え年で二十六歳だった。

折しも天明の大飢饉の最中で東北諸藩では餓死者が続出するが、定信が藩主を務める白河藩では餓死者を一人も出さなかったといわれる。他藩の米を買い上げるだけでなく、上方に家臣を派遣して米穀の買い付けにあたるなどの対応が功を奏した。そして領民に給付したが、これにより定信は名君との評判を取る。

その実績が注目された定信に老中の声がかかる。天明六年八月に十代将軍家治《いえはる》が死去し、その信任の厚かった老中田沼意次《たぬまおきつぐ》は失脚に追い込まれ、政情が急変していた。

十一代将軍となることが決まっていた家斉《いえなり》はまだ十代前半の少年だった。そのため、徳川御三家の補佐を受けることになったが、もともと御三家は田沼の政治に批判的であり、同じ徳川一門出身の定信を幕閣に送り込もうと目論む。

この年の十二月、御三家は幕閣に対して定信を老中に推挙するが、翌七年二月、幕閣はこれを拒否し、代わりに別の人物を老中に昇任させる。いったん、定信の入閣運動は頓挫してしまう。

ところが、五月に入ると政局が急展開する。米価の高騰を背景に、江戸で打ちこわしが起きたことがきっかけだった。

江戸は数日にわたり無政府状態に陥るが、定信の入閣を拒否していた幕閣は政治責任を追及され、失脚する者が相次ぐ。将軍の信任を失ったのだ。これにより、定信入閣への障害は取り除かれた。

六月十九日、定信は老中に起用され、その首座となる。単なる幕閣入りではなく、幕閣をリードする立場に就いた。

ここに、江戸の打ちこわしを追い風にする形で松平定信政権が誕生する。『解体新書』の翻訳で知られる小浜藩医の杉田玄白《すぎたげんぱく》なども、今回の騒動がなければ政権交代はなかっただろうと『後見草《のちみぐさ》』に書き残している。

江戸の都市崩壊がきっかけとなって政変が起き、定信は幕府のトップに立った。以後、幕政改革を断行していく。寛政改革である。

(2) 寛政改革と江戸町会所の誕生

松平定信の強烈な危機意識

定信は老中首座に就任した直後、自分を老中に推挙した御三家に次のような現状認識を伝えている。幕政を担当するにあたっての施政方針とも言える内容であった。

天明三年（一七八三）以来の凶作に加えて関東を襲った水害により、下々の者たちは困窮していたが、今年（天明七年）の米不足により米価は高騰し、各地で打ちこわしが起きた。幕府の救済対策によって事態は鎮静化したが、備荒貯穀の現況は不充分である。

よって、風水害などの不慮の変災がこの後に起きれば、再び米価は高騰して打ちこわしの再現となる。その際、外国が国内の混乱の間隙を突いて侵略することもないとは言えない。

武力をもって撃退するとしても、救済策と同時並行であるため充分な対応はできない。救済策を実施するにしても、備荒貯穀の現況は不充分であり心もとない。幕政を担当するにあたって、このことが特に気がかりである。

（「御相談之覚」『東京市史稿　産業篇第三十一』）

定信は米価高騰による打ちこわしの再現を非常に恐れていたが、老中就任に至るまでの経緯をみれば、そうした危惧の念は頷《うなず》ける。今回の政権交代の要因となった打ちこわしに再び見舞われれば、今度は自分が政治責任を追及されて政権の座を追われるかもしれないという懸念はあったはずだ。

年が明けて同八年の正月二日、定信は霊岸島吉祥院《れいがんじまきつしょういん》の歓喜天に願文を奉納する。米価が安定して幕府の仁政が下々の者に行き届くことを、自分はもちろん妻子の命も懸けて心願するという内容だった。

幕政改革に臨む定信の並々ならない決意が読み取れる願文とされるが、打ちこわし再現に対する痛烈な危機感も秘められていた。

社倉の設置計画

寛政改革の背景には、江戸の打ちこわしに象徴される天明期の緊迫した社会情勢があった。定信にとっては、その再現を防ぐことが何よりも大事なことであり、手薄さを痛感する備荒貯穀の充実は喫緊の課題であった。備荒貯穀とは凶年に備えて穀物を貯えることである。

天明八年（一七八八）二月、幕府は幕領の農村に対して、凶作に備えて高百石につき米一斗を貯穀するよう命じた。寛政元年（一七八九）九月には、諸藩に対して領内で米を備蓄するよう命じた。翌二年から五年間にわたり高一万石につき五十石の割合で貯穀させ、凶作や飢饉の時の食糧として備えさせている。

全国レベルで備荒貯穀の充実が目指されるなか、消費人口が群を抜いていた江戸・京都・大坂の三都には社倉を設置する。社倉とは飢饉に備えて設けられた穀物倉で、食糧危機時に給付することが想定されていた。

問題は貯蔵される米穀を誰が負担するのかということである。費用の問題がネックだったが、江戸の場合は幕府が公金二万両を名主に下げ渡し、町内有志の寄付金も加えて米穀買い入れの原資にする予定であった。

ところが、社倉設置が評議される過程で、前章でもふれた町入用を原資にあてる案が浮上する。折しも、江戸の町入用を減らす取り組みが進んでいた。

町入用は地主から徴収した町の運営費だが、その増加に歯止めがかからず、町奉行所では現状を深く憂慮していた。地主の負担が増し、地代・店賃に転嫁されれば借地人や借家人の生活を脅かすからだ。

そこで米価が高騰すれば、彼らは一気に追い詰められる。打ちこわしの再現となる恐れがあった。

享保改革の際には、町入用増加に歯止めをかけるため名主に組合を結成させ、相互に監視させるシステムを作ったが、依然として町入用は増え続ける。何かと行政事務が増えてしまっており、そのスリム化が必要だった。

寛政二年八月、定信の意を受けた町奉行は江戸の各町に対し、過去五年半（天明五年～寛政二年六月）の町入用を使途別に報告するよう命じる。その上で、町入用の節約を命じて節約可能な額を各町に申告させ、米穀を買い入れる原資とする計画を立てた。

つまり、節約させた分を改めて地主から徴収し、米穀買い入れの資金として積み立てようとしたのである。

十二月には、報告を命じた町入用の集計結果がまとまる。年間で平均十五万五千両余が、地主から町に納められていたことが判明した。

なお、翌三年の数字によると、江戸全体で名主は二百六十二人、地主は一万八千八百七十六人であった。地主から長屋の管理を委託されて地代・店賃を徴収する大家（家主、家守ともいう）の数は一万六千七百二十七人（『新修港区史』）。町人の人口は五十万人強であるから、残りの四十数万人が借地人と借家人となるが、大半は懐の寂しい借家人つまり裏店住まいの者（裏店借という）だった。

町入用を節約させた理由

各町の町入用の額を把握した町奉行所は、次いで節約方法の検討に入る。どれだけ節約できるのかを各町に申告させるためである。

三十五項目から成る節約方法（町法改正令と称された）が江戸の町に提示されたのは寛政三年（一七九一）四月のことであった。

相変わらず消防関係の経費が増加していたため、その節約に重点が置かれたのが特徴だった。町火消各組が持つ纏の数を減らすこと。火消人足に革羽織を支給するのはやめ、木綿の法被に代えるなどの方法が提示されている。

そのほか、触書に対する町からの請書の作成は不要。奉行所に年に二度提出してきた人別帳は一度だけ提出すればよいなど、書類作成の省略化も提示していた。これなどは行政のスリム化を目指したものである。

その後、節約できる町入用の額を町ごとに申告させた。町入用を負担する地主からすると、それだけ出費が減ることになる。

集計の結果、江戸の町全体で三万九千両余の節約が可能という数字が計上された。町奉行所では六万二千両余は節約可能と見積もっていたが、その六割程度にとどまる。

この段階では、節約分を米穀買い入れの原資とする方針は明らかにされておらず、町奉行所が節約分を把握しようとした意図を各町ははかりかねていた。一方、その方針を公表してしまうと、各町は本当の数字を申告しないのではないかという懸念を町奉行所側は持っていた。

いくら町入用を節約しても、その分は取り上げられて別に使われてしまうからだ。町入用を負担する地主からすると、出費の額は少しも減らない。

よって、町奉行所は節約分を把握した後に、その使途を明らかにする作戦を取ったが、申告額が予想の六割程度にとどまったのは町側の警戒心のあらわれにほかならなかった。

節約分を把握した町奉行所は、米穀の買い入れにどれくらいを回すかの検討に入る。買い入れ資金を「積金」として改めて差し出すことになる地主への配慮から、全額ではなくその五割を回すと決める。四割は地主に返し、残り一割は町入用の予備費に回す予定にしていた。

積金の使途は米穀の買い入れだけではなかった。所持する長屋が焼失した場合の普請費として地主に貸し付ける予定であった。地主にしてみれば、節約した分はすべて返して欲しいと思うのが当然であり、地主への配慮がどうしても必要だった。

さらに、火災や病気のため生活困難に陥った者への救済手当にもあてる予定だった。窮民救済である。

なお、それまで借家人や借地人から徴収していた番銭（町の警備を担う番人などの給金）・芥銭《ごみせん》（ゴミの運搬にあたる人足の賃銭）は地主の負担となる予定だった。借家人や借地人の負担を減らすためであったが、その額は江戸全体で約二千両にも達した。

町入用が節約される分（三万九千両余）、地主の負担は減るものの、新たに番銭と芥銭（二千両）を負担しなければならなかった。よって、その額を差し引いた三万七千両余を積金算定の基準とする処置が取られている。

七分積金令と町会所の設立

十二月九日、配分率を五割（積金）、四割（地主への償還）、一割（町入用予備費）とする伺書が定信に提出された。地主からすると、節約分の五割は社倉の積金として改めて徴収されるが、四割の出金は免除。ただし、一割は予備費として徴収される形であった。

ところが、定信はこれに承認を与えなかった。積金はまるまる米穀の買い入れにあてること。地主への償還分を減らし、その分を長患いに苦しむ者や身寄りのない者への手当、つまり窮民救済にあてることを強く求める。

この年の八月から九月にかけて、関東を大風雨が襲い、各地に甚大な被害をもたらした。江戸の米価は高騰し、追い詰められた窮民が騒ぎ出す状況もみられたため、江戸打ちこわしの再現を恐れる定信は危機感を強めていた。

よって、さらなる備荒貯穀の充実をはかり、合わせて窮民救済を手厚くするため、配分率の変更を求めたのである。自分と妻子の命を懸けて心願したように、幕府の仁政を下々に知らしめたいという強い意思が背景にあった。

定信の意向を受けて再検討した結果、配分率は七割（積金）、二割（地主への償還）、一割（町入用予備費）に変更される。積金をまるまる買い入れにあてることはできないが、配分率を上げることで買い入れや窮民救済を手厚くするとしたのだ。しかし、地主からすると、節約分の二割しか出金の免除が認められず、その不満は大きかった。

十二月二十九日、町奉行所は備荒貯穀の充実のためとして、申告済みだった町入用節約分（ただし三万七千両余）の七割を社倉の積金として納めるよう各町に命じる。

七分積金の制度のはじまりである。

これにより、江戸にも社倉が設置されることになった。寛政四年（一七九二）正月、神田川近くの向柳原《むこうやなぎわら》にあった馬場跡地への建設が決まる。保存面を考慮し、玄米ではなく籾《もみ》で買い入れられたため、社倉は籾蔵とも呼ばれた。閏二月には、積金を扱う役所の

表２　江戸町会所関係年表（天保期まで）

年	事項
寛政３年（1791）	12/29、七分積金令発令
４年（1792）	1月、神田川近くの向柳原への社倉建設が決まる 閏2月、積金を扱う役所の名前が町会所と決まる 5/27、町会所、定式御救を開始 7/21、麴町大火を受けて御救を展開（類焼御救の最初）
５年（1793）	10/25、湯島大火。類焼御救実施の過程で「其の日稼ぎの者」というガイドラインが示される
享和２年（1802）	3/18、インフルエンザ流行を受けて臨時御救を開始（28万8441人に銭7万3094貫文余給付）
３年（1803）	5月、麻疹流行を受けて御救を開始（対象者数4万1020人）
文政４年（1821）	2/28、インフルエンザ流行を受けて臨時御救を開始（29万6987人に銭7万5035貫文余給付）
天保２年（1831）	2/1、米価高騰を受けて臨時御救を開始（27万8353人に白米1万395石給付）
３年（1832）	11/8、インフルエンザ流行を受けて臨時御救を開始（30万6038人に白米1万1467石余給付）
４年（1833）	9/11、米価高騰を受けて臨時御救を開始（31万8420人に白米1万1939石給付） 10/29、米価高騰を受けて臨時御救を開始（31万9359人に白米1万1985石給付）
５年（1834）	6/12、米価高騰を受けて臨時御救を開始（33万3827人に白米1万2522石給付）
７年（1836）	7/25、米価高騰を受けて臨時御救を開始（35万355人に白米6562石と銭10万9377貫文給付） 11/18、米価高騰を受けて臨時御救を開始（40万9164人に白米1万5359石給付）
８年（1837）	2/19、大坂で大塩平八郎の乱（3/27、大塩自害） 4/6頃、蜂起を呼びかける札が各所に貼られる 5/18、幕府蔵米の給付が開始される

※『都史紀要七　七分積金』東京都、吉田伸之『近世巨大都市の社会構造』東京大学出版会などにより作成

名前が町会所と決まる。

以後、名主は地主から積金を月割りで徴収し、町会所に納入した。町会所は籾の購入を開始して飢饉に備えるが、救済事業は開所直後からはじまっていた。

(3) 給付金が支給される三つの理由

町会所の三つの事業

江戸の各町から町会所に納められた積金は、年額で約二万六千両になるはずであったが、蓋をあけてみると二万三千両ほどにとどまる。七分積金の方針が公表されると各町から積金の減額願が次々と提出され、町奉行所としても個々の事情を斟酌《しんしやく》して減額に応じざるを得なかったのである。

当然ながら、七分積金に対する反発は新たな負担を強いられる地主の間でたいへん強かった。備荒貯穀を充実させるための積金という大義名分には正面切って反対できなかったが、町入用の節約分は全額戻して欲しいというのが地主の偽らざる心情だった。

町奉行所としても、そんな不満は想定内のことであった。地主の不満を宥めるため、所有する長屋が火事で焼失、あるいは老朽化で普請が必要な場合は、再建・普請費用として積金を貸し付ける準備に取りかかっている。

毎月約千九百両ずつ積み立てられた積金を資本とする町会所の事業は三つあった。米の買い入れ、地主への貸付、窮民救済の三事業だ。

この三つのうち、町会所が特に力を入れたのは窮民救済である。様々な要因により、その日の食べ物にも事欠く状況に陥った窮民への生活支援だ。定信は窮民救済を手厚くするよう求めていたが、そうした意向を踏まえた対応だったことは言うまでもない。

寛政四年（一七九二）五月二十一日、町奉行所は名主に対して、次の三つの条件に該当する者の名前を報告するよう命じる。①七十歳以上の独り者のうち、手足が不自由で世話する者もおらず飢えに苦しんでいる者、②十歳以下の子供のうち、両親がおらず世話する者がいない者、③若年者のうち、貧しく長患いの上、世話する者もおらず飢えに苦しんでいる者。

該当者には町会所から御救金が支給されることになっていた。原則、一人につき銭一貫五百文の割合である。

金一両＝銭四貫文が公定相場であったため、一両を現在の十万円とすれば一貫五百文は三万八千円弱となる。当時は金貨・銀貨・銭貨の三貨が流通していたが、庶民が普段使用するのは低額貨幣の銭であるため、銭で支給された。

ところが、町方の実情を把握している名主側は奉行所からの指令に対し、独り者だけでなく、親や妻子などの家族持ちも対象に加えるよう申し入れる。

家族持ちでも、自分の病気が原因で稼ぎがなくなり飢えに苦しむ者、あるいは家族の病気が原因で飢えに苦しむ者もいたからである。病気が生活苦の原因となっている実態を踏まえて欲しいというわけだ。

その結果、生計を支える世帯主が長患いならば救済対象に加え、世帯主が病気でなくても家族が病気ならば吟味の上で対象に加えることになった。救済対象が拡大されたが、家族持ちの場合はその人数に応じて給付金が増額されている。当人だけでなく、家族も対象に加えたのである。

二十七日より、町会所は該当者への支給を開始する。町会所による〝持続化給付金〟のはじまりであった。

後述する七月二十一日の麴町大火のため、八月からは、地主に対する普請費用の貸付もはじまる。当時の金利は年利十五％程度だったが、町会所から借りる場合は三％でよかった。極めて低利であったため申し込みが殺到する。十月までのわずか三カ月で貸付額は約二万両にものぼった。

町会所に収められる積金は年額で二万三千両ほどだが、初年度は幕府から公金一万両が下げ渡されている。初年度だけ、町会所の予算は三万三千両だったが、そのうちの半分以上が地主への貸付に回された計算である。

そのため、米の買い入れには予定を大幅に下回る金額しか回せなくなる。当初の予定では一万両分の米穀を買い入れるはずであった。だが、地主への貸付、窮民救済、米穀を収納する倉の建設にあてた費用などを差し引くと、初年度は三千両分の米しか購入できなかった。

こうした現状を受けて、町奉行所は次年度以降の買い入れ額を一万両と固定し、地主への貸付額については、次年度は五千両にとどめた。以後毎年千両ずつ増やし、八千両となったところで上限にする予定だった。

定式《じょうしき》御救《おすくい》と病気

町会所の窮民救済は主に三種類に分けられる。

「定式御救」と呼ばれた平時の救済、「類焼御救」と呼ばれた大火時の救済、そして「臨時御救」と呼ばれた非常時の救済の三つだが、先にみた御救金給付の事例は定式御救に該当する。ただし、定式御救の場合は町奉行所からの願い出るようにという要請を待つことなく、各町の窮民が救済を願い出てくるのが通例となる。

救済の申請から御救金や御救米が給付されるまでの流れをみておこう。

窮民から救済の希望が出されると、願書が作成される。窮民は裏長屋住まいの借家人である場合が多かったが、願書を作成するのは長屋を管理する大家の仕事だった。

大家と言えば親も同然、借家人つまり店子と言えば子も同然というフレーズがある。いわば家長のような立場で、大家は店子が救済を申請するに至った経緯を願書に書き記すことになっていた。

いつから、どんな病気や怪我で働けなくなり、生活が成り立たなくなったのかという流れで書かれるのが定番だった。経済状況もさることながら、病気や怪我の内容が救済許可の基準とされたからである。

願書はそのまま町会所に提出されたのではない。その前に、名主のチェックを受けなければならなかった。

名主は大家からの要請を受けると、みずから窮民のもとに出向き、願書の内容に間違いがないかを糺《ただ》した。病気や怪我の様子や暮らし向きを見分したのだ。間違いがないことが確認できれば願書に奥書《おくがき》と奥印を添え、大家をして町会所に提出させた。その際には、出願者の窮民当人かその家族を同道させる決まりであった。

願いが認められて御救金や御救米が支給されると、大家がそれを名主のもとに持参し、その後窮民のもとへ届けられた。願書が午前中に提出されれば、審査の上、即日給付された。午後ならば翌日である。スピード感ある給付だ。

御救金や御救米の量には詳細な規定が設けられていたが、一人につき白米五升と銭一貫六百文が基本であった。銭については当初の規定より百文アップしているが、銭のみの給付を希望する場合は四貫二百文に増額された。

当時、一人あたり一日の飯米は白米五合という基準が設けられていた。要するに、白米五升とは十日分の食糧にあたる。現代の感覚からすると、かなり多めの印象は否めないが、この基準値に基づき、十日分の御救米として白米五升が給付されたのである。

これを算定基準として、出願者が家族持ちならば家族数に応じて増額・増量された。ただし、一人につき白米五升と銭一貫六百文というのはあくまでも基準値で、個々の事情に応じて給付額（量）が増減する仕組みだった。

壮年の独り者の場合でみると、病気の期間が三十日を超えていれば、銭が五百文増額されて二貫百文が給付された。五十日以上ならば一貫文増額されて二貫六百文。百日以上ならば二貫文増額されて三貫六百文が給付された。

以下、そんな定式御救の具体例を紹介していこう。

町会所が窮民救済を開始してから約十年後の享和二年（一八〇二）から文化六年（一八〇九）までの八年間に、雑司ヶ谷町《ぞうしがやちょう》（現東京都豊島区）の町人が救済を求めて町会所に提出した願書六十一通が残されている（「享和二年四月　救済願書控帳（雑司が谷町）」『豊島区史』資料編二）。

一〇五ページ以降の表3は、その六十一通の願書から読み取れる御救六十五件を、出願者の名前（年齢）、居住形態、職業、持病、家族構成（病名含む）、出願日と支給額ごとに分類したものだ。江戸庶民の生活実態が窺える貴重な史料である。

以下、二度にわたって御救金と御救米の給付を受けた「時の物売」の金蔵（二十九歳）の事例をみていく。時の物売とは何か決まった商品を売るのではなく、旬の野菜や果物などを扱う行商人のことである。

長屋住まい（店借）の金蔵は母（六十八歳）との二人暮らしだが、享和元年五月に腫物を患い、床に臥《ふ》すようになった。母はもともと病身だったが、同年十一月上旬からは目も患い、二人とも食べていけなくなってしまう。

そのため、十二月二十四日に町会所に対して救済願を提出したところ、二人分として白米一斗と銭三貫二百文を給付された。これにより、二人とも糊口《ここう》を凌《しの》ぐことができ、金蔵については腫物が全快した。

表3　雑司ヶ谷町・町会所救済出願者と病（享和元年［1801］〜文化6年［1809］）

番号	出願者	居住形態	職業	持病	家族（年齢）・病名・家族数	出願日と支給額
1	源兵衛（34）	店借	時の物売	癇疾	父（84）疝癪，母（?），妻（31），4人家族	享和元年2/2，白米2斗銭7貫400文
2	長蔵（70）	家主	水茶屋	疝癪	妻（69）中気，娘（27），孫（7），4人家族	享和元年2/2，白米2斗銭5貫400文
3	金蔵（29）	店借	時の物売	腫物	母（68）眼病，2人家族	享和元年12/24，白米1斗・銭3貫200文
4	弥右衛門（55）	家主	水茶屋	なし	母（69）中気，妻（47），悴（20）癇癪，悴（19・8），娘（14），7人家族	享和2年4/5，白米3斗5升・銭7貫200文
5	太右衛門（?）	?	?	眼病	義弟（?）下疳，姪（?），3人家族	享和2年4/19，不明
6	金蔵（30）	店借	時の物売	瘡毒	母（69）眼病，2人家族	享和2年6/4，白米1斗銭4貫100文
7	源兵衛（35）	店借	時の物売	癇疾	父（85）疝癪，妻（32），3人家族	享和2年6/4，白米1斗5升・銭7貫800文
8	小八（42）	店借	左官	疝癪	父（68）痰労，母（71）不揃体，妻（30），娘（10），悴（7），6人家族	享和2年6/12，白米3斗銭6貫600文
9	吉兵衛（53）	店借	時の物売	痰咳	妹（46），2人家族	享和2年7/11，白米1斗銭3貫200文
10	徳五郎（12）	店借	えま細工	なし	祖母（69）咳持，母（35）痰咳，3人家族	享和2年8/5，白米1斗5升・銭3貫600文
11	与助（67）	店借	日雇取	痢病	妻（54），娘（7）痢病，3人家族	享和2年8/10，白米1斗5升・銭3貫800文
12	岩五郎（27）	家主	水茶屋	腫物・湿瘡	父（61）足痛，妻（24），悴（3），4人家族	享和2年9/8，白米2斗銭3貫400文
13	吉兵衛（53）	店借	時の物売	痰咳	妹（46），2人家族	享和2年9/25，白米1斗銭4貫200文
14	妙浄（75）	店借	修行者	痰咳・痢病	独身者	享和2年10/13，白米5升・銭3貫600文
15	長蔵（71）	家主	水茶屋	疝癪	妻（70）中気，娘（28），孫（8），4人家族	享和2年12/12，白米2斗・銭8貫900文
16	万右衛門（42）	家主	水茶屋	疝癪	妻（36）眼病，悴（9・3），娘（6），5人家族	享和2年12/17，白米2斗5升・銭3貫500文

番号	出願者	居住形態	職業	持病	家族（年齢）・病名・家族数	出願日と支給額
17	妙貞（76）	店借	修行者	痰咳・痢病	孫（10）眼病，2人家族	享和3年3/26，白米1斗銭4貫200文
18	庄助（38）	店借	時の物売	痰咳	妻（30），悴（8・5・3）麻疹，5人家族	享和3年5/26，銭6貫500文
19	彦右衛門（55）	店借	時の物売	疝癪	妻（37），悴（10）・娘（7）麻疹，4人家族	享和3年6/13，銭5貫500文
20	源左衛門（48）	店借	時の物売	なし	妻（42）・悴（28）・娘（14・10）麻疹，娘（7），6人家族	享和3年6/13，銭7貫文
21	新太郎（36）	店借	車力	なし	妻（26）・娘（3）麻疹，3人家族	享和3年6/13，銭4貫500文
22	常右衛門（45）	店借	大工	麻疹・痰咳	妻（37），悴（10・5）麻疹，4人家族	享和3年6/13，銭5貫500文
23	清次郎（59）	店借	大工	なし	悴（25），娘（19・15）麻疹，4人家族	享和3年6/27，白米2斗・銭3貫900文
24	徳次郎（29）	家主	時の物売	麻疹	父（70）麻疹・痰咳，母（55）・妻（25）・弟（15）麻疹，5人家族	享和3年6/27，白米2斗5升・銭6貫500文
25	弥右衛門（56）	家主	水茶屋	なし	母（70）中風，妻（48）痢病，悴（21）癇癪，悴（20・9），娘（15）麻疹，7人家族	享和3年6/27，白米3斗5升・銭9貫200文
26	亀次郎（19）	店借	時の物売	なし	祖父（72），祖母（73）痢病，3人家族	享和3年7/8，白米1斗5升・銭6貫300文
27	長五郎（38）	家主	大工	腫物・腹痛	母（73）癪・眼病，娘（8），3人家族	享和3年10/10，白米1斗5升・銭4貫800文
28	幸助（37）	家主	大工	痰咳	母（72）眼病・腹痛，2人家族	享和3年12/12，白米1斗・銭4貫200文
29	善兵衛（45）	店借	日雇取	疾瘡・疝癪	妻（29）麻疹・痰咳，悴（6）・娘（4）疾瘡，4人家族	享和4年1/23，白米2斗・銭4貫400文
30	幸助（47）	家主	家主	（怪我）	妻（32）癪，娘（10），悴（7），4人家族	享和4年1/28，白米2斗・銭3貫400文
31	伊助（43）	店借	時の物売	疝癪	妻（30）血の道，娘（8），悴（6），4人家族	享和4年2/10，白米2斗・銭3貫400文
32	幸左衛門（87）	家主	水茶屋	中風	妻（62）眼病，2人家族	享和4年2/14，白米1斗・銭5貫200文

番号	出願者	居住形態	職業	持病	家族(年齢)・病名・家族数	出願日と支給額
33	小兵衛(46)	家主	水茶屋	疝癪	妻(38)眼病,娘(14),悴(6),4人家族	文化元年3/1,白米2斗銭3貫400文
34	三之介(36)	店借	時の物売	眼病	妻(28)血の道・痰咳,悴(3),3人家族	文化元年4/17,白米1斗5升・銭3貫300文
35	権兵衛(53)	家主	時の物売	内癰	妻(38)癪・眼病,悴(12),娘(7・4),5人家族	文化元年6/10,白米2斗5升・銭3貫500文
36	妙達(71)	店借	道心者	中気・腹痛	妹(58),2人家族	文化元年6/27,白米1斗・銭3貫700文
37	佐源次(59)	店借	刻みたばこ屋	痰咳・腫物	妻(47),娘(14)水腫,娘(8),4人家族	文化元年8/26,白米2斗・銭3貫400文
38	五助(71)	店借	時の物売	眼病	妻(31),悴(29)痢病,悴(26)不揃体,4人家族	文化元年9/8,白米2斗銭7貫400文
39	小八(44)	店借	左官	疝癪	妻(32),悴(9),娘(4),4人家族	文化元年10/4,白米2斗・銭2貫900文
40	徳次郎(14)	店借	時の物売	なし	祖母(75)痢病,母(39)病気,3人家族	文化2年6/11,白米1斗5升・銭5貫800文
41	仙右衛門(42)	家主	時の物売	疝癪	妻(28)痰労・はれ病,悴(12),娘(5),4人家族	文化2年9/26,白米2斗銭3貫400文
42	弥七(66)	店借	時の物売	ねつ	父(90)年やみ,妻(48),3人家族	文化2年11/3,白米1斗5升・銭4貫800文
43	又右衛門(32)	店借	屋根屋	風疾	妻(24)腹痛,悴(8),3人家族	文化2年11/17,白米1斗5升・銭3貫300文
44	卯兵衛(71)	家主	時の物売	痔疾	妻(64),2人家族	文化2年?,白米1斗・銭3貫700文
45	留五郎(38)	店借	時の物売	疝癪	妻(36),娘(12・8・5),5人家族	文化2年11/22,白米2斗5升・銭3貫文
46	ひち(42)	店借	水茶屋	なし	母(72)中気,娘(13),3人家族	文化2年12/5,白米1斗5升・銭4貫800文
47	留五郎(39)	店借	時の物売	疝癪	妻(37), 娘(13・9・6),娘(2)疱瘡,6人家族	文化3年6/12,白米3斗銭5貫100文
48	源兵衛(39)	店借	時の物売	痰咳	妻(36)血積,悴(10),3人家族	文化3年7/4,白米1斗5升・銭3貫300文
49	妙喜(73)	店借	修行者	痢病・眼病	孫(?),2人家族	文化3年9/17,白米1斗銭3貫700文

番号	出願者	居住形態	職業	持病	家族（年齢）・病名・家族数	出願日と支給額
50	庄五郎（19）	家主	水茶屋	痔湿	父（42）疝癪，母（36），弟（10・4），妹（9），6人家族	文化4年5/10，白米3斗銭3貫600文
51	源兵衛（40）	店借	時の物売	痰咳	妻（37）血積，悴（11），3人家族	文化4年9/5，白米1斗5升・銭4貫800文
52	権助（75）	店借	糠商売	痢病	妻（73），2人家族	文化4年10/28，白米1斗・銭4貫200文
53	長治郎（36）	店借	元結職	痰咳	父（75），母（74）痢病，3人家族	文化5年2/15，白米1斗5升・銭5貫800文
54	浅右衛門（65）	店借	時の物売	疝癪・眼病	妻（53），2人家族	文化5年2/29，白米1斗銭2貫200文
55	佐源次（63）	店借	刻みたばこ屋	湿病・疝癪	妻（51）・娘（12）湿病，娘（18），4人家族	文化5年5月，白米2斗銭3貫900文
56	徳右衛門（43）	家主	水茶屋	疝癪	妻（41）血積，伯母（?），娘（?），4人家族	文化5年6/4，白米2斗銭3貫400文
57	幸助（42）	家主	大工	痔病	母（77）痰咳，2人家族	文化5年閏6/2，白米1斗・銭4貫200文
58	磯八（38）	店借	日雇稼	痢病	妻（48）血積，2人家族	文化5年9/16，白米1斗銭3貫200文
59	重太郎（44）	店借	時の物売	痰咳	妻（45）湿病，娘（25），3人家族	文化5年10/25，白米1斗5升・銭3貫300文
60	千太郎（45）	店借	肴売	疝癪	妻（28）痰病，娘（4），3人家族	文化5年11/8，白米1斗5升・銭3貫300文
61	弁成（68）	店借	発心者	痰咳	甥（34）手足不自由，2人家族	文化6年2/11，白米1斗銭3貫200文
62	七五郎（35）	店借	時の物売	疝癪	妻（33）疾瘡，娘（8・5），4人家族	文化6年3/5，白米2斗銭3貫400文
63	権六（48）	家主	水茶屋	疝癪	母（86）痰病，悴（14・7・4），娘（9），6人家族	文化6年5/16，白米3斗銭5貫600文
64	辰五郎（37）	店借	時の物売	痰咳	妻（23）血積，悴（5），3人家族	文化6年5/26，白米1斗5升・銭3貫300文
65	岩五郎（34）	家主	水茶屋	傷寒	父（70），母（54），悴（10・7）・娘（5）疱瘡，6人家族	文化6年?，?

ところが、翌二年正月になると今度は瘡毒を患ってしまい、再び床に臥すようになった。母は引き続き眼病に苦しんでいた。

そんな状況を見兼ねて大家たちが支援したものの、それだけでは足りず、家財道具を売り払う始末となる。ついには売り払う物がなくなり、生活に再び窮したため、六月四日に再度の救済を願い出たのである。

審査の結果、白米一斗と銭四貫百文が給付された。窮状が斟酌されて銭が増額されているが、金蔵が三度目の救済を願い出ることはできなかった。六月四日提出の願書で、三度目を願い出ることはないと約束していたからだ。というよりも、再度の救済を願い出る場合は、その旨を願書に記すことになっていたのだろう。

類焼御救と其の日稼ぎの者というガイドライン

次は、類焼御救を取り上げる。

大火に遭って住む家や家財を失った場合に実施された救済だが、寛政四年（一七九二）七月二十一日に麴町や赤坂を襲った大火の時がその最初である。

この日の昼、麻布笄橋《こうがいばし》から出火した火は赤坂・麴町を焼き、翌朝鎮火した。焼失範囲は二十四カ町に及び、旗本や御家人など幕臣の屋敷も数多く焼失した。

幕府は屋敷が焼失した幕臣には禄高《ろくだか》に応じて拝借金を許可したが、焼け出された町人には銭や白米を支給している。町会所担当の町奉行所役人が平川天神の社地に出張所を設け、当座の凌ぎとして給付したが、実際に該当者の選別にあたったのは罹災した町の名主たちであった。

翌五年十月二十五日には、湯島の富山藩邸から出火した火が神田や下谷《したや》などを襲う。焼失範囲は前年の麴町大火を超える七十六カ町にも及んだ。

よって、町会所では救済を実施することになったが、火事が起きるたびに、救済を実施したのではない。江戸は火事が多発した都市であり、それでは際限がなかった。そんな財政的な余裕もなかったが、大火は別とされた。

今回の大火の被害は麴町大火を超えており、町会所は救済事業を実施することを決める。だが、その前にクリアしなければならない二つの問題があった。

一つは費用の問題である。麴町大火における救済費は総額五千両を超えていた。罹災した町の数で単純に試算すると、今回は約一万六千両となる計算だったが、この時、町会所には手持ちが六千両ほどしかなかった。火事に遭った場合、積金の徴収は半年免除される規定もあったため、その分、積金が減ってしまうことも悩みの種であった。

もう一つの問題は救済対象者の認定である。名主が該当者の調査にあたることになっていたが、前年の麴町の大火では火事の後でもあり調査は非常に混乱した。その結果、対象となるはずの罹災者に給付されない事例が続出し、不満が噴出する。罹災していない者が給付される事例まで起きていた。

事態を重くみた町奉行所は、今回は対象者の絞り込みをはかる。罹災者全員ではなく、生活基盤の脆弱《ぜいじやく》な者に対象を限定しようとする。言い換えると、裏長屋住まいの借家人となるだろう。

こうして、「其の日稼ぎの者」というガイドラインが名主に示される。

其の日稼ぎの者とは、定職を持たず、日銭でその日をやっと過ごすような貧しい者を指すが、すべてが救済対象ではなかった。そのうち、家族が病気の者、商売道具が焼失した上に扶養家族が多い者、火事で怪我をして仕事ができない者などに対象をさらに限定する。

基準を明示することで該当者の調査に無用の混乱が起きるのを防ぐとともに、対象者の絞り込みにより救済費の増加に歯止めをかけようとする狙いは明らかであった。

以後の大火については、このガイドラインに沿って御救米や御救金が給付された。独り者には白米五升と銭二百文、家族持ちの場合は白米三升と銭二百文が家族の人数に応じて給付されている。

後には御救小屋《おすくいごや》を立て、炊き出しをおこなう場合もあった。焼け出された者たちに握り飯や粥《かゆ》を配給したのだ。

風水害に遭って家や家財を失う者が続出した場合も同様の処置が取られた。次章でみるとおり、震災の時も罹災者に御救米が給付されている。

臨時御救とインフルエンザ

最後に、非常時の救済である「臨時御救」を取り上げる。

飢饉などが原因で米価が高騰して江戸が不穏な状況に陥った時、江戸の町全体を対象として実施された救済である。今まで述べてきたような町会所設立の経緯を踏まえれば、臨時御救の時に備えて七分積金の制度は設けられたと言えるだろう。

町会所の開設後でみると、米価が高騰して江戸の町が不穏な状況に陥るのは天保期に入ってからである。町会所の救済活動が威力を発揮した時期だったが、その前から臨時御救は実施されていた。

疫病の流行を理由に、二度にわたって御救金が給付されたのだ。最初は享和二年（一八〇二）のことである。

この年の三月、江戸で流行性感冒すなわちインフルエンザが大流行する。ご多分に漏れず、今回のインフルエンザもオランダ船や中国船が入港する長崎から日本全国に感染が広がった。

長崎で感染者が出たのは前年の暮れのことだった。オランダ人が持ち込んだとされるが、その後長崎から九州を経て、上方に流行が飛び火する。

既に年は明けており、京都では二月二十日頃から三月二十日頃まで流行した。感染者がいない家はないほどだった。

今回のインフルエンザは、「アンポン風」「お七風」などと呼ばれた。「アンポン風」は享和元年に漂着した外国人漂流民の名前とされた「アンポン」にちなんだ呼び名である。そのアンポンが感染源となって流行がはじまったと考えられたからだ。「お七風」の呼び名は、当時八百屋お七の小唄が流行《はや》っていたことに由来する。

「アンポン風」「お七風」と呼ばれたインフルエンザの流行は上方から江戸にも飛び火し、感染者が激増していった。

インフルエンザに限らないが、何であれ病気になって重症化すれば仕事はできない。生活基盤が脆弱な者ほど、その影響が大きかったのは江戸時代も今も同じである。何らかの経済的な支援がなければ、生活困難となるのは時間の問題だった。病気に打ち勝つ前に、食べていけない状態に陥る。

家族の者が感染しても事情は同じだ。看病しなければならない以上、仕事に支障が生じるのは避けられない。たとえ自分が感染していなくても、家族に感染者がいれば感染のリスクはおのずから高くなる。

インフルエンザの流行は、そんな窮民を短期間のうちに大量に生み出す。感染症であるため、感染者の増加のスピードは速かったが、それだけではない。仕事に従事できない者も一気に増えたことで、江戸の経済活動に悪影響を与えたことは想像するにたやすい。

これからみていくように、インフルエンザに限らず疫病が流行すると、人が集まることで成り立つ様々な商売も打撃を受ける。感染防止のため人々が移動を自粛することで人が集まらず閑古鳥が鳴き、商売が続けられなくなる。経済活動がますます停滞すれば、不況は避けられない。生活困難に陥る者も増え、都市の動揺も必至だ。

町奉行所はそんな江戸の現状に危機感を強め、町会所による窮民救済の実施を決定するが、次のような考え方が背景にあったのはたいへん興味深い。

本来、町会所の備蓄米は米価高騰の折に給付されるものだが、懸命に働けば高騰した米も買えて食いつなぐことはできるだろう。しかし、インフルエンザに感染して床に臥してしまえば、もはや働けず、食いつなぐこともできない。よって、米価の高騰よりもインフルエンザに感染して寝込んでしまう方がかえって難儀するのではないか。

町奉行所は寛政五年の類焼御救の前例に倣い、生活基盤が脆弱な其の日稼ぎの者への救済を決めたが、今回は病気の有無などを選別の基準にはしなかった。何も条件を付けず、其の日稼ぎの者すべてを対象とした。

家ごとに感染者の有無をいちいち調査していては、該当者の報告に時間がかかってしまうのは火をみるよりも明らかだった。調査に手間取っている間に、インフルエンザに苦しむ窮民たちの経済状況がさらに悪化するのを恐れたのである。

スピード感ある生活費の支給

こうして該当者の名前が名主から報告されるが、その際、町奉行所は其の日稼ぎの者として以下の事例を提示する。棒手振《ぼてふ》り（笊《ざる》や桶をつけた天秤棒《てんびんぼう》を担いで魚や野菜などを売り歩く者）、日雇稼ぎの者、其の日暮らしの者、その日の手間賃だけで家族を養う職人……。

要するに、その日の商いや手作業、肉体労働などで何とか日々の糧を得ていた者のことだが、先の雑司ヶ谷町の救済事例で言えば、時の物売、肴売《さかなうり》、日雇取《ひようとり》、左官、大工、車力《しゃりき》、元結職などが該当する。

この基準に基づき、名主は該当者の名前をピックアップする。人別帳から抜き書きするだけならば、さほどの時間はかからなかったに違いない。

今回、其の日稼ぎの者には銭のみ支給する予定だった。米価が高騰していれば白米を給付したはずだが、当時米価は高騰していなかった。白米よりも、現金で渡した方が生活支援にもなると判断したのだろう。

名主が該当者の調査を命じられたのは三月十七日のことだが、早くも翌十八日には名主を通じて其の日稼ぎの者の名前が報告され、町会所から銭が給付される。名主による調査が迅速に進んだからにほかならない。

感染の有無などをいちいち調査していては、こんなに早く報告できなかった。御救金の給付もかなり遅れただろう。この時は三月十八～二十九日のわずか十二日間で給付が完了しており、一日あたり二万人以上に給付した計算になっていた。

給付額は次のとおりである。独り者には三百文。二人暮らし以上の者には一人あたり二百五十文が、いわば流行が終息するまでの当座の生活費として給付された（ただし、対象は四歳以上）。名主から其の日稼ぎの者と認定されれば、一律にこの割合で給付された。

この時の救済費は総額七万三千九十四貫文余に達した。公定相場（一両＝四貫文）で換算すると、一万八千両を超えた。町会所が江戸の町から徴収した年間の積金総額に匹敵するほどの規模だった。

町奉行所では臨時御救を実施するにあたり、給付対象となる其の日稼ぎの者の数を事前に二十五万人と見積もっている。約五十万人の町人の半分と概算したが、各町から報告された数は総計二十八万八千四百四十一人にのぼった。十二日間でこれだけの人数に給付したため、一日に二万人以上と計算したのだ。

町人の半分は生活基盤が脆弱であり経済的支援が必要とみていたが、実際はその数を上回った。町会所による救済事業を通じて、そんな江戸の町の実情がみえてくるのである。

麻疹流行でも給付金

享和二年（一八〇二）に続いて、翌三年にも町会所は大規模な救済を実施する。今度は麻疹の流行が理由だった。

麻疹は二十〜三十年おきに流行する傾向がみられたが、前回の流行は安永五年（一七七六）のことであり、いつ流行しても不思議ではない時期に入っていた。麻疹流行の風評が流れるたびに、需要を見込んで麻疹に効く薬を売り出す動きまでみられたが、実際に流行したのは享和三年春である。前回の流行から二十七年経っていた。

今回の麻疹は江戸・京都・大坂・名古屋でほぼ同時に流行する。江戸では四月から六月にかけて感染者が増加し、死に至る者も多かった。

麻疹流行を受けて、麻疹に効くとされた薬や食べ物の価格が高騰していく。四月、町奉行所は薬種問屋に対して行政指導をおこなった。麻疹治療に処方する薬種十三種に関して適正価格で販売するよう命じ、その価格表を店先に貼り出させたのである。

同じ月には、麻疹に感染した者に効くとされた野菜や乾物の高騰を受けて、通常の価格に戻すよう命じる町触も出されている。

麻疹の流行により打撃を受けた商売も多かった。麻疹に罹患した時、川魚やごぼうなど食べてはよくないものがあったが、それを取り扱う飲食店は閑古鳥が鳴く。入浴のほか、結髪や月代《さかやき》を剃《そ》ることもタブー視されていたため銭湯や髪結床には人が行かなくなるが、芝居小屋や料理屋、遊郭など盛り場も火の消えたような状態となる。

『浮世風呂』などの作品で知られる戯作者式亭三馬《げさくしゃしきていさんば》の『麻疹戯言《ましんぎげん》』には、この年の麻疹流行で打撃を受けた商売として、芝居小屋、鰻屋《うなぎや》、煮売屋、蕎麦屋《そばや》、呉服屋、風呂屋、髪結床、遊郭などが挙げられている。

麻疹の流行が江戸の経済に混乱をもたらしていた様子が窺えるが、五月には町会所による救済も決まる。前年のインフルエンザ流行時と同じく、それだけ感染者が増えていた。経済的な支援がなければ生活困難に陥る者が多かったのだ。

ただし、今回の救済対象は、自分もしくは家族が感染して生活困難に陥った者だけだった。前回のように、其の日稼ぎの者すべてが対象ではない。前年の臨時御救で予定を上回る人数に銭を支給したことで、手持ちの積金が乏しくなったことが理由だろう。

名主は各家庭の麻疹感染者の有無を調査した上で、該当者の名前を報告している。その数は計四万千二十人だった。

それから約二十年後の文政四年（一八二一）には、インフルエンザが再び流行する。その範囲は上方から関東甲信越にまで及んだが、江戸では二月中旬から三月はじめにかけて感染者が激増する。

今回のインフルエンザは、「ダンホウ風」と呼ばれた。当時流行った小唄に「ダンホウサン、ダンホウサン」というフレーズがあったため、そう名付けられたという。

前回のインフルエンザを理由とした臨時御救からかなりの時間が経過していたため、手持ちの積金は充分に余裕があった。よって、町会所は二度目の臨時御救に踏み切る。給付額の割合は前回と同じだった。同じく流行終息までの生活費となることを期待した。

名主が書き上げてきた其の日稼ぎの者の数は、二十九万六千九百八十七人。前回より八千人以上多かった。給付された銭の総額は少し増えて七万五千三十五貫文。二月二十八日から三月四日までの七日間で給付が完了している。給付のスピードの速さが際立つが、二回目ということも大きかったのだろう。

（4）天保の大飢饉と都市崩壊の危機

米価高騰を理由にした最初の臨時御救

町会所開設後、米価が高騰することは長らくなかった。そのため、全国的にみても江戸打ちこわしのような米騒動は起きなかった。

逆に豊作が続いたため米価は下落し、幕府はその引き上げに腐心するようになる。年貢米を換金して歳入にあてる幕府としては、米価は高い方が望ましい。そうした事情は藩も同じである。

一方、消費者側の庶民は安い方が望ましかった。高騰すれば食べていけなくなる。追い詰められた結果、幕府が恐れた打ちこわしの再現が現実味を帯びる。米価調節は幕府にとり実に難しい問題だった。

米価の高騰は凶作だけが理由ではない。大火もその要因になっていた。

文政十二年（一八二九）三月二十一日、町会所にもほど近い神田佐久間町《さくまちょう》から出火して、大火となる。焼失範囲は三百七十一町に及んだ。

町会所では類焼御救の実施を決める。罹災した其の日稼ぎの者七万六千人余に米と銭が給付された。並行して御救小屋も市中に建てられ、焼け出された者には当座の凌ぎとして握り飯が与えられた。

この大火をきっかけに江戸の米価は高値が続くようになるが、天保二年（一八三一）に入ると事態が切迫してくる。依然として収まらない米価高騰を背景に、江戸市中に不穏な空気が流れはじめた。

事態を危険視した町奉行所は臨時御救の実施を決める。ここに町会所開設以来、米価高騰を理由とした臨時御救がはじめて実施される。

其の日稼ぎの者二十七万八千三百五十三人に、十日分の飯米が白米で給付された。十六〜五十九歳の男性は五升、十五歳以下と六十歳以上の男性および女性は三升ずつ。前者は一日あたりの飯米を五合、後者は三合と見積もったからである。この時の御救米は総計一万三百九十五石余だった。

町会所による御救米の給付は、高値の米が買えない窮民を飢えから救っただけではない。大量の白米が御救米として市中に無料で放出されれば、米価の下落にも効果があったはずだ。町会所の臨時御救は生活支援策と米価政策の両面を持っていた。

翌三年十一月には、インフルエンザの流行を理由とした臨時御救が実施される。前回のインフルエンザ流行の時は銭だったが、今回は米で給付された。米が充分に備蓄されていた様子が窺える。其の日稼ぎの者三十万六千三十八人に、十日分の飯米として白米一万千四百六十七石余が給付された。

当初町会所の備蓄米については、次のような計画のもと買い入れが進められていた。

江戸の町人人口五十万人のうち、半分の二十五万人を飢饉の折に救済が必要な者とみなした。その二カ月分の飯米を用意するため、白米六万七千五百石の備蓄を目指す。もう半分の二十五万人は自力で飯米を確保できる経済力を持っているとみなしたのである。

男性の一日あたりの飯米は五合、女性と子供（男女とも）は三合とされており、先の規定と同じだった。この計画に沿って、町会所は積金を原資として米穀を買い入れたが、保存も考慮して籾と玄米を半々とした。半分は長期間貯蔵が可能な籾とし、半分は精米すれば白米となる玄米とすることで即座に給付できるようにした。

町奉行所では飢饉の折に救済が必要と見積もった二十五万人を、其の日稼ぎの者という範疇で捉えていたが、既に述べたように享和二年（一八〇二）の臨時御救では対象者数が見積もりを上回ってしまった。よって、備蓄計画を変更し、救済が必要な者を町人人口の半分から三分の二に増やしている。

文化・文政期は米価が下落したことも追い風となり、米穀の買い入れには好都合であった。米の備蓄が大いに進んだ時期だったのである。

天保の大飢饉と社会情勢の悪化

天保期に入ると、町会所は臨時御救を毎年のように実施するが、飢饉を背景とするものは天保四年（一八三三）以降のことである。

この年は六月に入っても寒い日々が続き、冷夏の年となった。冷害のため秋の農作物の出来が悪いことは予測できたが、これに長雨や洪水も加わったため、東北や関東を中心に大凶作に見舞われる。

ここに、享保・天明の大飢饉とともに江戸時代の三大飢饉の一つに数えられる天保の大飢饉がはじまる。その第一波は同四年から五年にかけてであった。

天明の大飢饉の時と同じく、米価高騰や餓死者続出の事態は天候不順による凶作だけが理由ではなかった。米屋などが米の買い占めや売り惜しみに走ったことが事態を悪化させていた。

追い詰められた町人や農民は米価を釣り上げて暴利をむさぼる米屋への怒りを爆発させ、その居宅を打ちこわす。歴史は繰り返され、社会情勢は悪化していく。

もちろん、幕府や藩はこれを放置したわけではない。打ちこわしなどの実力行使を厳しく取り締まる一方で、事態を鎮静化させるため窮民たちに御救米を給付している。御救小屋での炊き出しなどもみられたが、江戸では町会所の救済事業が大々的に展開される。四年九月のことである。

ついに、飢饉に備えて設置された町会所という名の社倉がその役目を果たす時がやってきた。

ここ数年、江戸では米価が高値の状態が続いていた。今回の飢饉が米価高騰に拍車をかけることは時間の問題だったが、八月一日には関東が大風雨に襲われ、農作物が甚大な被害を受ける。さらに、米価が高騰するのは必至であった。

よって、八月半ばに幕府は米蔵を開いて米の廉売を開始する。諸国の幕府領から納められた年貢米が廉売されたが、翌九月には町会所による御救米の給付に踏み切る。其の日稼ぎの者三十一万八千四百二十人に白米一万千九百三十九石余が給付されたが、十日分の飯米だけでは足りず、第二弾が必要だった。

十月、町会所は二度目の臨時御救を実施する。其の日稼ぎの者三十一万九千三百五十九人に白米一万千九百八十五石余を給付した。さらに十日分の飯米が投入され、合わせて米価の下落も期待した。

並行して定式御救も実施されていたが、米価高騰を受けて救済を願い出る者は激増したはずである。

翌五年に入っても、米価をはじめ諸物価の高騰は収まらず、各地で米騒動が頻発する。六月には江戸にも近い日光（奥州）街道千住宿で打ちこわしが起きた。幕府の取締りにもかかわらず、米の買い占め行為がやまなかったからだ。

この頃、江戸では幕府の蔵が再び開かれ、米の廉売が実施されていた。だが、これでは足りないとみた町奉行所は、町会所に三度目の臨時御救を命じる。

其の日稼ぎの者三十三万三千八百二十七人に白米一万二千五百二十二石余を給付することで、打ちこわしの動きが江戸に波及するのを防ごうとした。前回の臨時御救に比べると対象者が一万四千人余も増えており、江戸の状況が深刻度を増していた様子も窺える。

天保の大飢饉の第一波が襲来するなか、全国各地で打ちこわしという名の都市崩壊が起きていた。しかし、町会所が三度にわたって臨時御救を実施することで、江戸は都市崩壊を免れたのである。

大塩平八郎の乱と都市崩壊の危機

天保四年(一八三三)にはじまった飢饉は八年まで続く。五年と六年は四年と比較すれば天候に恵まれたが、七年は再び冷夏に見舞われる。冷害により凶作となった結果、天保の大飢饉の第二波がやってくる。

この年は四年を上回る凶作となり、米価は高騰。餓死者も続出した。追い詰められた農民は各地で百姓一揆《いっき》を起こし、都市でも米価を釣り上げる米屋などへの打ちこわしが頻発する。依然として、買い占めや売り惜しみがみられた結果であった。

こうした社会情勢の悪化を受け、七月二十五日から臨時御救が実施される。其の日稼ぎの者三十五万三百五十五人に対して、白米六千五百六十二石と銭十万九千三百七十七貫文が給付されたが、今回は白米と銭での給付となった。天保期に入ってから既に五回も臨時御救を実施したことで、備蓄米が手薄になっていたからである。

そのため、給付量の半分を銭で立て替えたが、事態の好転は難しかった。米価は下がらず、その日の食べ物に事欠く者も多かった。市中の情勢は不穏なままだった。

十月、町会所は御救小屋を設置するが、十一月からは臨時御救の第二弾の実施に追い込まれる。それだけ、事態は深刻化していた。

今回は其の日稼ぎの者四十万九千百六十四人に対し、白米一万五千三百五十九石余が給付された。白米のみの給付に戻されたものの、給付が完了したのは翌年四月に入ってからである。備蓄米が枯渇し、以前のようなスピード感ある給付は無理だった。

町会所はその役目を充分に果たせなくなっていたが、追い打ちをかけるように、大坂で大事件が勃発する。大塩平八郎の乱である。

この時期、大坂でも米価高騰を背景に飢えに苦しむ者が続出していた。元大坂町奉行所与力の大塩平八郎はこれを座視できず、町奉行所に窮民救済の策を建言した。大坂の豪商たちには助力を求めた。

飢えに苦しむ窮民への御救米（金）支給を町奉行所や豪商に求めたが、その要望は拒絶される。大塩は町奉行所や豪商への反感を募らせていく。

一方、町奉行所は大坂市中の米をできるだけ江戸へ送ろうとしていた。折しも十一代将軍家斉が隠居し、世継ぎの家慶《いえよし》が新将軍となる儀式の準備が江戸では進行中だった。儀式には大量の米が必要ということで、幕閣は大坂町奉行に対して大坂の米を江戸に送るよう命じるが、これは米価高騰に拍車をかけるものでしかなかった。

よって、大塩の批判の矛先は町奉行所や豪商を超え、大坂の窮民をさらに苦しめる指令を下した幕府本体に向けられることになる。

天保八年二月十九日早朝、ついに大塩は挙兵する。「救民」の旗を押し立てた大塩勢には門弟の与力や同心、そして近隣の農民たちも加わっていた。総勢約三百人。大塩は「奸《かん》商《しょう》」と糾弾した豪商宅も次々と焼き討ちにした。米価高騰に苦しむ窮民を救おうとしなかったことへの天誅《てんちゅう》であった。

元与力の挙兵に大坂町奉行所は驚愕《きょうがく》するが、大坂城代からの援軍も加えて鎮圧に着手する。寄せ集めの大塩勢は砲撃戦の末四散し、その日の午後四〜五時頃には戦火は収まる。三月二十七日、奉行所の捕り方に潜伏先を囲まれた大塩と養子格之助《かくのすけ》は家に火を放ち、覚悟の自殺を遂げた。大塩の乱は終わったが、幕府に強い衝撃を与えたのは言うまでもない。

大塩挙兵の情報は江戸市中にも伝わり、四月六日頃から、「大坂浪人中」の名で八日の蜂起を呼びかける札が江戸の各所に貼られている。大塩の仲間を名乗って、米価を釣り上げる米屋などへの打ちこわしを扇動したのだ。当日は何事もなかったが、こうした動きは御救米を充分に給付できない町会所への不満のあらわれでもあった。

危機感を強めた幕府は米蔵を開き、其の日稼ぎの者に御救米を給付した。町会所の備蓄米が枯渇していたため、幕府の年貢米で代用したのである。米だけでなく銭も支給されている。こうした必死の対応により、ようやく事態は鎮静化する。

豪商による施行

備蓄米の枯渇により町会所の救済事業は限界に近づいていたが、米価高騰時に銭や米を窮民に配ったのは町会所（幕府）だけではない。豪商たちも銭を配っている。生活支援のための合力金《ごうりょくきん》だったが、こうした行為は「施行《せぎょう》」と呼ばれた。

もちろん、自発的な寄付行為もみられたが、実際のところは社会的な空気に押される形で寄付に応じる場合が多かった。同調圧力が働いたのである。

町会所の備蓄米が乏しくなっていた幕府からすると、豪商による施行はみずからの救済事業を補完することにつながるため、たいへん歓迎した。その分、財政負担が減るメリットもあった。

しかし、当の豪商にとっては迷惑でしかなかった。

江戸時代を代表する豪商三井家は駿河町《するがちょう》などで呉服店や両替店を構えたが、地主としての顔も持っていた。現在の日本橋などの一等地で多くの土地を所有し、不動産業も営んでいた。

三井家に限らず、江戸で店を構える豪商たちは土地の購入に非常に熱心だったが、その目的は三つあった。①江戸で商売・金融活動を展開するための拠点の確保、②不動産所有による商業上の信用・担保の獲得、③地代・店賃収入の獲得の三つだ。

ところが、飢饉などのため米価が高騰した時は、逆に土地を持っていることが不利益の原因となる。生活が苦しいとして、借地人や借家人から生活援助つまり施行を求められ、その要求を受け入れざるを得なかったからである。寄付を強要されるに等しかった。

豪商側は施行を拒否することで、経営する店の評判が悪くなることを危惧した。商売上、得策ではないという判断が働いた結果、不承不承、施行に応じる。

三井家の事例でみると、天保四年（一八三三）と七年の二度にわたり、借地人と借家人に額は不明ながら金銭を給付している。三井家の地所に住む借地・借家人の総軒数は千軒余だが、施行を受けたのは四年の時が八百七十五軒、七年の時が八百五十七軒。人数にすれば、その対象はいずれも数千人に達しただろう。店を構えた駿河町にも別に施行しているが、そうした事情はほかの豪商も同じである。

困った時は富める者が貧しい者を支援しなければならないという社会意識が背景にあったが、飢饉などの時、幕府は施行者を奇特者として大いに褒賞するのが常だった。天保の大飢饉の時は、各町に施行者を報告させた上で褒賞をおこなっている。豪商など富める者をして施行させたい意図があったのは言うまでもない。

こうして、飢饉などで米価が高騰すると、富める者は社会の空気に押されて施行に追い込まれることになる。

天保の大飢饉は各地で都市崩壊を引き起こし、大坂では大塩平八郎の乱まで起きたが、江戸は天明七年（一七八七）の時のような都市崩壊はついに起きなかった。

その理由は何よりも町会所の一連の救済事業に求められるが、豪商の施行が果たした役割も決して小さくはなかったのである。

第四章　幕末のコレラ騒動と攘夷運動の高揚

（1）幕末の政情不安と開国

ペリー来航と幕府権威の失墜

天保の大飢饉に伴う米価の高騰を受け、社会情勢は急激に悪化した。餓死者も各地で続出する。追い詰められた農民は各地で一揆を起こし、都市でも米価を釣り上げる米屋などへの打ちこわしが頻発した。

しかし、江戸では町会所が定式御救と並行して臨時御救を繰り返すことで、辛うじて都市崩壊の事態を免れた。其の日稼ぎの者と規定した三十万人前後に対して、何度も御救米や御救金を給付したことが一番の理由である。

それゆえ大塩平八郎の乱が起きた頃には備蓄米が底をついてしまう。幕府は年貢米を御救米にあてることで乗り切るが、飢饉の再来に備え、備蓄米の充実は焦眉の急だった。

積金を資本とする町会所の事業は三つあった。飢饉時に備えた米の買い入れ、地主への普請費用の貸付、そして窮民救済の三つが積金の使途だが、地主への貸付にあてる分を大幅に減らし、その分を米の買い入れに回す。何よりも米の備蓄を優先させた。

その甲斐《かい》あって、嘉永《かえい》四年（一八五一）二月には臨時御救を実施できるまでに備蓄量が回復する。この年、米価の高騰に加えてインフルエンザが流行していたことを理由に、其の日稼ぎの者三十八万千七百四十人に白米一万四千二百十五石余を給付している。

直近（天保七～八年）の臨時御救から数えると、約十五年の月日が経過していた。備蓄量が回復するには、それだけの年数が必要だった。

それから二年後、時代が急展開する出来事が起き、江戸の町は大騒ぎとなる。ペリーが来航したのである。

本章では、幕末の歴史において疫病の流行がどのようなインパクトを与えていたかに注目していく。

嘉永六年六月三日、アメリカ東インド艦隊司令長官ペリーが軍艦四隻を率いて、浦賀《うらが》沖に姿を現した。開国を求めるフィルモア大統領の親書の受理を迫って江戸湾に進む姿勢を見せたため、ほとんど無防備状態だった江戸の町は大混乱に陥る。

実は、幕府はペリー来航を事前に知っていた。

前年の嘉永五年に、アメリカが日本と通商関係にあったオランダに対して、開国を求める使節を派遣すると知らせてきたからだ。同年六月、長崎出島に着任した商館長クルチウスはペリー来航情報を幕府に伝えるが、機密情報であるとして一般には公表しなかった。そのため、寝耳に水の庶民たちは驚愕する。

浦賀来航から六日後の六月九日、ペリーは三浦《みうら》半島の久里浜《くりはま》で幕府代表に親書を受け取らせることに成功する。返書を受け取るため来年に再来航すると予告し、江戸湾を去った。

従来、幕府は欧米諸国ではオランダとのみ付き合いがあったが、アメリカとも外交関係を樹立するとなれば、それは外交政策の修正である。幕府は内政にせよ外交にせよ、朝廷から国政を委任されたことを盾に、みずからの判断ですべてを決めてきた。

幕府の政治つまり国政は、将軍の家来筋にあたる譜代大名と幕臣団（旗本・御家人）が担っていた。意外なことに、尾張・紀州・水戸の徳川御三家や御家門と称された福井藩松平家、会津藩松平家などの徳川一門の親藩大名は、原則として幕政には関与できなかった。徳川一門は幕政から排除されていたが、維新回天の主役となる薩摩《さつま》藩島津《しまづ》家や長州藩毛利《もうり》家など外様大名に至っては言うまでもない。

ところが、時の老中首座阿部正弘《まさひろ》を首班とする幕閣はペリー来航を受け、朝廷にその旨を報告する。そして開国を求めてきたアメリカ大統領の将軍宛親書を諸大名に提示し、意見を広く求めた。外交問題には挙国一致で臨むことが必要という考えのもと、幕政から排除してきた親藩大名や外様大名が政治参加できる道筋をみずからつけてしまう。

こうして、親藩大名や外様大名が国政の舞台に登場しはじめるが、幕府内で親書への回答に関する結論が出ないうちに、ペリーがやってきてしまう。翌七年正月十六日、今度は軍艦七隻を率いて浦賀沖に来航し、親書に対する回答を求めた。

結局のところ、幕府は軍事力を誇示するペリーの要求を受け入れ、三月三日に日米和親条約を締結する。世に言う開国である。

この政治的決断により、幕府の武威は大きく傷付く。武力をもってアメリカの要求を拒否できず、逆にその武力に屈したからだ。アメリカの要求を受諾した以上、他国が同様の要求を突きつけてくれば受け入れざるを得ない。続けて、イギリスやフランスなどと和親条約を結ぶ。

和親条約を締結して外交関係が樹立されると、今度は自由貿易の開始を意味する通商条約の締結をアメリカは迫ってくる。幕府は窮地に追い詰められるのであった。

インフルエンザの流行と安政の大地震

ペリーが再来航した嘉永七年（安政元年、一八五四）は、インフルエンザが流行した年でもあった。折しもペリーが江戸湾に再来航した時期だったことから、「アメリカ風」と呼ばれた。

この年は、京都でも異変が起きる。和親条約締結から約一カ月後の四月六日、天皇の住む御所が火事で焼失したのだ。翌年、御所は再建されるが、これが現在の京都御所である。

十一月四日には、駿河湾から遠州灘《えんしゅうなだ》、紀伊《きい》半島東沖を震源とするマグニチュード八・四の地震が起きた（安政東海地震）。江戸や京都も大きく揺れたが、江戸にとっては翌年の安政大地震の前兆にほかならなかった。

この地震に誘発される形で、翌五日には紀伊半島から四国沖を震源とするマグニチュード八・四の地震も起きる（安政南海地震）。両地震とも揺れただけでなく、大きな津波が沿岸を襲ったため被害が拡大する。京都の場合は連日にわたる地震となった。人々は恐怖におののく。

この頃、改元の準備が朝廷内では進んでいた。御所炎上とペリー再来航を受けて改元が発議されたわけだが、地震の連続も改元の理由となる。とにもかくにも、世の中が落ち着くことを期待したのである。

十一月二十七日、嘉永が安政と改元される。安政という言葉にはそんな期待が強く込められていたが、その願いとは裏腹に、日本は激動の幕末に突入していった。

翌安政二年十月二日午後十時、マグニチュード七の直下型地震が江戸の町を襲う。震源は、江戸の東端にあたる亀戸《かめいど》から下総国市川の辺りだった。被害が最も大きかったのは本《ほん》所《じょ》・深川・浅草《あさくさ》などで、町人地だけで一万六千棟が倒壊する。死者は四千人前後にも及んだ。

町人地だけではない。武家地も甚大な被害を被った。長屋に比べれば堅牢《けんろう》な造りのはずの大名屋敷も倒壊を免れなかった。

徳川御三家の水戸藩小石川上屋敷《かみやしき》も倒壊したが、その下敷きになる形で天下に名を知られた同藩儒学者の藤田東湖《とうこ》が圧死したのは、幕末史ではよく語られる事件である。建物内の母を守ろうとして落命したのだ。なお、堅牢な山手台地の上に立っていたこともあり、江戸城についてはさほどの被害はなかった。

江戸城近くに置かれた南北両町奉行所も被害は軽微にとどまる。すぐさま被災民の支援に着手するが、その際に中心的な役割を果たしたのが町会所だった。火災や水災に続き、震災でも備蓄米を大量に放出したのである。

地震翌日にあたる十月三日の朝から、町会所は動きはじめる。家を失って野宿を余儀なくされた罹災者を収容する御救小屋の建設に取りかかり、早くも四日には御救小屋の開設を公示した。その場所は浅草寺《せんそうじ》門前の広小路《ひろこうじ》、江戸城幸橋御門《さいわいばしごもん》前、深川海辺町の三カ所であった。

炊き出しもおこなっている。長持ちに握り飯（梅干しと沢庵《たくあん》一切れ付き）を大量に積み込み、各所で配給した。翌十一月からは臨時御救を開始し、其の日稼ぎの者三十八万千二百人余に白米を給付した。

町会所による救済活動、天保の大飢饉でみられたような豪商による施行、そして隣近所どうしの助け合いも相まって、江戸の人心はようやく落ち着きをみせることになる。

地震の衝撃から人々が立ち直って復興に向けて進んでいくなか、江戸では「鯰絵《なまずえ》」が大量に版行されて人気を呼ぶ。鯰絵とは、鹿島大明神《かしまだいみようじん》、要石、そして地震を起こす鯰が構成要素として描かれ、滑稽味のある文章も添えられた錦絵のこと。鹿島神宮の要石は地中で地震を起こす鯰の頭を抑え込んでおり、これによって地震が封じ込められているという言い伝えにちなんだ絵であった。

地震で家屋などの財産を失った者は大勢いたが、復興の過程で富を蓄積した者がいたのもまた事実だ。材木商は言うに及ばず、大工や左官といった職人の場合、その需要は急上昇し、賃金が高騰していった。

よって、一連の復興景気で富を得た者たちを風刺する鯰絵もかなりみられた。賃金が高騰した職人たちが、地震を起こした鯰を接待する構図の鯰絵も数多く伝わっている。鯰の御蔭《おかげ》で懐が暖かくなったことへの御礼の接待であった。

通商条約締結をめぐる国内の分裂

明けて安政三年(一八五六)七月二十一日、日米和親条約で開港された下田《しもだ》港に駐日総領事ハリスを乗せた船が入港する。日本との間で自由貿易を開始する交渉をはじめるべく、下田に着任したのだ。

当時、幕政を主導していたのは、開国を積極的に推進する老中首座の佐倉《さくら》藩主堀田正睦《ほったまさよし》であった。ハリスからの強い申し入れもあったが、堀田は世界の情勢に鑑みて幕府内を通商条約締結でまとめ上げる。諸大名の間でも締結やむなしの意見が大勢を占めた。

堀田は朝廷(天皇)の承認を得ることで国論の統一を目指す。石橋を叩《たた》いて渡ろうとしたが、結果的にみずからの首を絞めることになる。同五年二月、堀田はみずから上京して参内する。そして勅許を奏請したが、その目論見に反し、攘夷主義者の孝明《こうめい》天皇は条約締結を認めなかった。諸大名に諮った上で再度報告するよう命じる。

通商条約問題は暗礁に乗り上げたが、もう一つの問題をめぐって幕府内は分裂しはじめていた。世継ぎをもうけられなかった十三代将軍徳川家定《いえさだ》の継嗣問題である。

家定の従兄弟《いとこ》で紀州藩主の徳川慶福《よしとみ》を推す南紀《なんき》派と、水戸藩出身で一橋《ひとつばし》徳川家を継いだ慶喜《よしのぶ》を推す一橋派が暗闘を繰り広げたが、両派の争いは諸大名も二分させる。薩摩藩主島津斉彬《なりあきら》たち外様大名のほか、徳川一門である福井藩主松平慶永《よしなが》（春嶽《しゅんがく》）たち親藩大名は慶喜を将軍の座に据えることで悲願の幕政進出を目指すが、それまで幕政を独占していた譜代大名は猛反発。次期将軍として、慶福を強く推した。

慶喜を嫌い、慶福を世継ぎとして考えていた家定は事態を憂いて、南紀派の大物で譜代大名筆頭の彦根《ひこね》藩主井伊《いい》直弼《なおすけ》の大老起用を決意する。直弼を将軍代行職である大老に任命することで、一橋派の動きを封じ込めようとはかった。

四月二十三日、直弼は登城して大老職を拝命した。六月二十五日、直弼は家定の意を受け、慶福を将軍継嗣として諸大名の前で公表する。後の十四代将軍徳川家茂《いえもち》である。

一方、勅許を得ることに失敗した堀田が江戸に戻ってきたのは、直弼が大老に就任する直前の四月二十日のことであった。勅許が得られなかったため、幕府はアメリカ全権のハリスに対し、七月二十七日まで調印を延期するよう要請する。その間に、諸大名に諮って締結やむなしの総意を得て、勅許を再び奏請する予定だった。

ところが、事態が急転する。

イギリスとフランスが通商条約締結を幕府に迫るとの情報を受けたハリスが即時調印を迫ってきたのだ。六月十八日のことである。

翌十九日、堀田に代わり直弼が主宰するようになっていた幕閣は対応を協議する。直弼は勅許を得ないまま調印すべきではないと主張したが、幕閣内では即時調印の意見が大勢を占めており、押し切られる形で勅許なしでの調印を容認してしまう。

ハリスとの条約交渉にあたった目付岩瀬《いわせ》忠震《ただなり》、下田奉行井上清直《いのうえきよなお》は、その日のうちにハリスのもとに向かい、通商条約に調印する。即時調印を断行したのだ。

諸大名に諮らず、幕府の独断で調印に踏み切ることを許容した直弼に対し、将軍継嗣問題で敗北した一橋派の大名はその責任を早速問いはじめる。

六月二十四日、水戸前藩主徳川斉昭《なりあき》、水戸藩主徳川慶篤《よしあつ》、尾張藩主徳川慶恕《よしくみ》、福井藩主

松平慶永の四大名が不時登城を敢行する。決められた日以外に登城することは不時登城として堅く禁じられていたが、事は急を要するとして登城したのだ。斉昭たちは直弼を面詰するが、暖簾《のれん》に腕押しの問答となる。

七月五日、直弼は将軍家定の意思と称して斉昭を謹慎、慶恕と慶永に隠居謹慎を命じた。不時登城が処罰の理由である。翌六日、慶篤も当分登城停止となったが、この日将軍家定が病没している。

斉昭たちの行動を逆手に取り、直弼は将軍継嗣問題で政敵だった一橋派大名の追い落としに成功したが、違勅調印そして違勅を面詰した斉昭たちの処分に天皇は激怒する。譲位をほのめかすほどであった。

一橋派の中核である水戸藩は天皇の怒りを追い風に巻き返しをはかる。八月八日には幕府の眼《め》を掠《かす》め、密勅（内々の勅命）の降下に成功した（戊午《ぼご》の密勅）。

勅許なしでの条約調印は遺憾だ。斉昭たちへの処罰も罪状が不明である。内憂外患の折柄、諸大名は相談して国内の安定に努めよという趣旨の勅旨が水戸藩に下った。幕府に降下したのは二日後の十日である。一橋派は朝廷を介して直弼を追い詰めようとはかった。

幕府の頭ごしに、朝廷が大名に勅諚《ちょくじょう》を下すなど前代未聞のことだった。朝廷と水戸藩に面目を潰された直弼はこれに黙ってはいなかった。

安政の大獄が刻々と迫っていたが、その頃、江戸の町はコレラで大きく揺れていたのである。

(2) コレラ大流行

長崎でのコレラ発生と養生所の設立

安政五年(一八五八)という年は、通商条約の締結、将軍の病没、安政の大獄といった出来事が立て続けに起きた年だが、コレラが大流行した年でもあった。

第一章でみたとおり、コレラが最初に日本に入ってきたのは文政五年(一八二二)のことである。九州や中国・近畿を中心に感染者が多数出ているが、現在の静岡県沼津《ぬまづ》が東限で、江戸では流行しなかった。

しかし、安政五年のコレラは江戸でも猛威をふるう。前年から三回目の世界的な流行がはじまっており、東南アジアや中国では感染者が増加していたが、その流行が日本にも飛び火する。はじまりは長崎だった。

南紀派と一橋派が将軍継嗣をめぐり暗闘を繰り広げていた最中の五月二十一日、上海《シャンハイ》からやってきたアメリカの軍艦ミシシッピー号が長崎港に入る。この船の乗組員のなかにコレラに感染している者がいた。

六月に入ると、長崎に上陸した乗組員が感染源となりコレラの感染者が増加していく。急激に重症化して死亡する例が実に多い疫病であったため、長崎の町は大騒ぎとなる。人口約六万人のうち千五百八十三人が発症し、そのうち七百六十七人が死亡したという。

幕府の直轄地である長崎には、江戸から旗本が奉行として派遣されていた。よって、長崎奉行がコレラ対策の陣頭指揮を取ることになったが、運よく頼もしい助っ人がいた。オランダ海軍の軍医ポンペと、幕府の奥詰医師松本良甫《まつもとりょうほ》の養子良順《りょうじゅん》である。

当時、長崎には海軍士官の養成を目的とする伝習所が設けられ、オランダから派遣された教師団のもとで幕臣や藩士たちが大勢学んでいた。いわゆる長崎海軍伝習所だが、伝習生のまとめ役（幹部伝習生）の一人こそ、江戸幕府の幕引き役となる勝海舟《かつかいしゅう》だ。長崎での海軍伝習は二期にわたって実施され、第一期は安政二年十月から四年三月までの一年半、第二期は安政四年一一月から六年正月までの期間だった。

第二期海軍伝習では幕府からの要請のもと、オランダから派遣された教師団に医官が加わっていた。体系的な西洋医学も学ぶためだが、その医官が軍医のポンペである。幕府は医学伝習所を別に設けてポンペに講義させたが、幕臣のみならず藩士にも受講を許す。

講義が開始されたのは安政四年九月二十六日のことである。講義は物理学と化学からはじまった。その後、繃帯学《ほうたいがく》、人体解剖学、生理学、薬理学、衛生学、病理学総論、内科学と進み、最後に外科手術学と眼科学を講義して医学教育の全過程が終了するカリキュラムになっていた。物理学と化学の講義は海軍伝習生も熱心に聴講した。

ポンペのもとには、後に内務省初代衛生局長となる肥前大村藩士の長与専斎《ながよせんさい》をはじめ、西洋医学を志す藩士たちが集まったが、江戸から派遣された松本良順が伝習生の監督役を務めていた。ポンペの助手のような立場で、その医学教育がスムーズに進むよう長崎奉行にいろいろかけ合っているが、そんな折、コレラが長崎を襲った。

長崎奉行はポンペのアドバイスをもとに、コレラの予防法を町人たちに布告する。海産物や野菜、果物などの食用を禁じているが、要するに生ものを食べないようにというのである。生水もＮＧだった。

医学伝習所を臨時の治療センターとする旨も布告された。昼夜を問わず、伝習所に申し出れば医師を派遣して治療させる。外来患者も受け付けるとしたが、ポンペからの申し出を受けての対応だろう。治療薬としてはキニーネやアヘンが用いられた。

ポンペや良順たちによる精力的な治療と予防が功を奏し、七月下旬には流行が下火となる。翌六年にもコレラが再流行するが、この時もポンペはコレラの予防と治療にあたっている。

コレラ流行を機に、医学伝習所はコレラ患者を受け入れる施設としても機能するようになったが、兼ねてからポンペは臨床実習用の病院の建設を幕府に求めていた。講義だけでは医学教育は難しいからである。幕府も前向きに検討していたが、医学伝習所での治療活動がコレラの鎮静化に大きく貢献したことで、安政六年八月頃に病院の設置が決まる。

ただし、その名称は養生所だった。小石川養生所にちなんだのは言うまでもない。病院では具体的なイメージが湧かないことを考慮し、広く知られた養生所という名称を選んだのだろう。

文久元年（一八六一）八月、長崎の町に養生所と併設の医学所が完成する。長崎養生所の誕生である。

毎朝八時、ポンペは回診のため養生所に来所し、その後医学所で講義をおこなった。養生所の病室にはベッドが置かれ、所内には浴室のほか回復期の病人のための散歩用庭園もあった。看護人も配置されていた。

江戸大パニック

安政五年（一八五八）、長崎ではじまったコレラの流行は、その後全国に広がっていく。中国、四国、近畿そして東海道沿いの町が流行の波に呑まれていった。前回の流行は箱根の険を越えることはなかったが、今回はそうはいかなかった。

箱根の険を越えたコレラは、七月には江戸の町に入る。最初は芝《しば》、築地《つきじ》、鉄砲洲《てっぽうず》、霊岸島など江戸湾沿いの町で感染者が増え、水を通じて感染が広がっていった様子が窺える。

八月に入ると、江戸全体そして近郊にも蔓延《まんえん》して感染者が激増し、夥《おびただ》しい死者を出している。とりわけ、長屋住まいの者がコレラに感染する危険性が高かった。彼らは井戸を共用するのが通例であり、汚染された井戸の水を通じて感染してしまったのである。

同月、問屋街として知られた横山町《よこやまちょう》の地紙問屋中屋万衛門が水戸前藩主徳川斉昭に宛てた書状に次のような記述がみられる。

毎日、隅田川近くの蔵前《くらまえ》通りを二百五十くらいの葬礼が通る。一家全員、コレラで命を落とした家も多い。旅籠屋《はたごや》が集中する馬喰町《ばくろちょう》では宿泊者が大勢死んでしまった。宿泊客もほとんどいなくなって、江戸の町は不景気となり、商人たちは困っている。街道も人通りが途絶えた。前代未聞と言うほかない。

『江戸名所図会』の編者として知られる神田雉子町《きじちょう》の名主斎藤月岑《げっしん》の『武江年表《ぶこうねんぴょう》』にも、コレラに感染した時の様子やコレラ騒ぎが以下のとおり活写されている。

「(感染すると)大部分の人は即座に吐き気を催し、吐瀉《としゃ》した後に激しい下痢をする。手足が冷たくなり、萎えて痙攣し、たちどころに絶命する」「(死者が余りに多かったため)寺院は葬儀で片時の暇もなかった」「荼毘を待つ棺桶が山の如《ごと》く積まれて(すぐには火葬できず)、

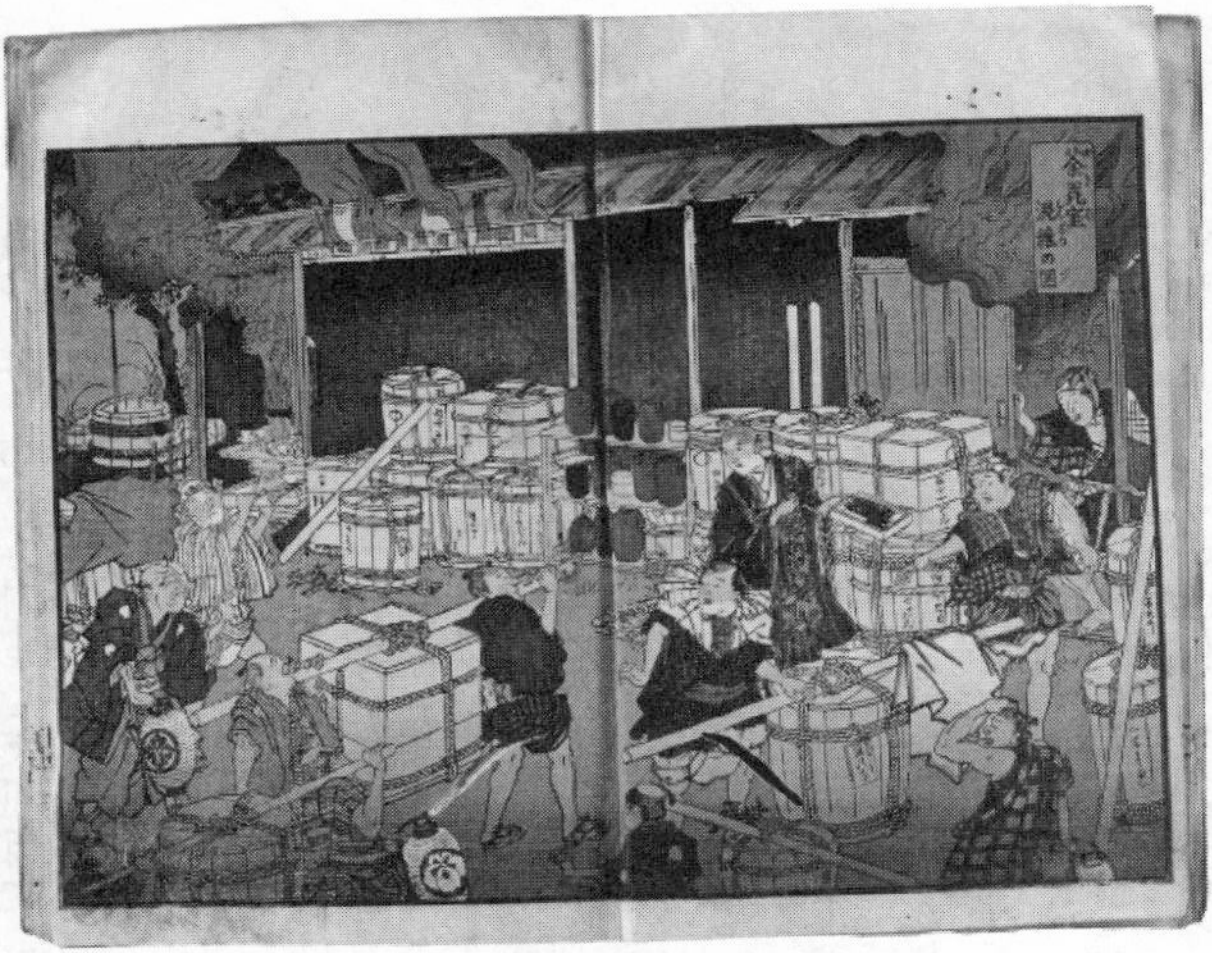

図3　荼毘室（やきば）混雑の図。『頃痢流行記』より
（内藤記念くすり博物館所蔵）

……その周辺は異臭により耐えられないほどだった」「野辺送りの葬礼が絶えることはなく、……日本橋界隈《かいわい》では百を超える日もあった」

コレラの死者数は諸説あるが、『武江年表』では八月一日から九月末までの累計として二万八千余人という数字が紹介されている。そのうち、火葬にされたのが九千九百余人だった。

コレラの特徴としては、何といっても死亡率が高かったことが挙げられる。「三日コロリ」と称されたように、発症から死に至るまでの期間も短かった。医者も手の施しようがなかった。恐怖の余り、パニック状態に陥った事例は枚挙に暇《いとま》がない。

医療に絶望した結果、除災のため神仏への祈願や様々な信仰、加持祈禱に走る者は実に多かった。

コレラを追い払うため、祭礼でもないのに町内の鎮守に収められている神輿を渡御させたり、神事に用いられる斎竹《いみだけ》を立てたりする事例がみられた。軒下に注連縄《しめなわ》を結わえたり、提灯《ちょうちん》を灯《とも》す事例もあった。節分の夜のように豆を撒いたり、あたかも正月のように門松を飾り立てる所もあった。

何としてでもコレラを追い払いたい気持ちのあらわれだが、コレラ除けの定番だったのは八ツ手の木の葉、「みもすそ川」（伊勢神宮の神域内を流れる五十鈴《いすず》川の別名）を詠んだ守り札、にんにくの黒焼きの三つである。

八ツ手の葉は厄除けに効果があると信じられており、軒下に吊《つ》るしておけばコレラも入ってこられない。伊勢神宮の神徳により悪疫を祓い清め流す霊力を有すると信じられていた「みもすそ川」を詠んだ御札はコレラ祓いの効能がある。にんにくの黒焼きは強烈な臭いがあったが、その臭いによりコレラは近寄ってこない。こうした考えのもと、コレラ除けの方法として選ばれたのである。

幕府は一連のコレラ騒動に対し、身体を冷やさないよう促すとともに、竜眼肉《りゅうがんにく》と生姜《しょうが》で調合した芳香散を治療薬として勧める町触を出したが、町会所にも臨時御救を実施させている。五十二万三千七十六人に白米二万三千九百十七石余を給付したが、今回は其の日稼ぎの者という枠に限定せず、事実上、町人ほぼ全員を対象としていた。

既に指摘したとおり、疫病が流行すると経済活動が停滞して不景気に陥り、生活困難者が続出する。コレラの場合も例外ではない。生活支援のため、御救米を給付したのだろう。

江戸の町にパニックを引き起こしたコレラも、九月に入ると下火に向かう。十月には鎮静化した。なお、今回のコレラでは著名な文化人も感染して命を落としている。

「東海道五拾三次」で知られる浮世絵師の初代歌川広重《うたがわひろしげ》、戯作者山東京伝《さんとうきょうでん》を兄に持つ同じく戯作者の山東京山《きょうざん》、浄瑠璃語りの三世清元延寿太夫《きよもとえんじゅだゆう》などだ。そのほか、相撲取り、歌舞伎俳優、花魁《おいらん》にもコレラのため落命した者は多かった。

翌六年も七月下旬から九月にかけて再流行し、多数の死者を出している。第二波であったが、第三波も間もなくやってくるのである。

高まる排外意識と政情不安

コレラが江戸で大流行していた安政五年（一八五八）八月は、幕府も大きく揺れていた。七月六日、将軍家定は病没したが、幕府が喪を発したのは約一カ月後の八月八日のことであった。既に家定死去は公然の秘密となっていたが、江戸の町は重苦しい雰囲気に包まれる。

将軍の喪に服すようにということで、しばらくの間は鳴物が禁止されたからだ。歌舞音曲などは禁止され自粛生活を強制されたが、コレラの感染者が爆発的に増えたのは、ちょうどこの頃である。

さらに、家定の死去が公表された同じ日に、大老井伊直弼と激しく対立する水戸藩の朝廷工作により、戊午の密勅が降下となる。朝廷を介して自分を追い詰めようとはかった水戸藩を主軸とする一橋派に対し、直弼は弾圧を決意する。

ここに、安政の大獄の幕があがった。

九月四日、幕府は戊午の密勅降下に関わった水戸藩など諸藩の藩士や尊王攘夷の志士たちの捕縛に踏み切る。公家といえども、捜査の対象からは逃れられなかった。直弼は捕縛した藩士や志士たちを江戸に護送させ、評定所で吟味を開始する。

翌六年八月二十七日、水戸藩家老安島帯刀《あじまたてわき》が切腹を命じられたのを皮切りに、水戸藩京都留守居役鵜飼吉左衛門《うがいきちざえもん》と息子幸吉《こうきち》、福井藩士橋本左内《さない》、長州藩士吉田松陰《よしだしょういん》たちが次々と死罪に処せられる。水戸前藩主の斉昭は追罰される形で国元での永蟄居《えいちっきょ》、斉昭の息子である一橋慶喜は隠居、土佐《とさ》前藩主山内豊信《やまうちとよしげ》たちは謹慎を命じられた。密勅降下に関与した近衛忠熙《このえただひろ》たち公家も辞官落飾（出家）に追い込まれる。

安政の大獄は、一橋派の中核である水戸藩への処分が最も過酷だったが、その反動はやがて桜田門外の変という形で直弼の身に降りかかることになる。

江戸をはじめ全国各地で起きたコレラ騒動は、アメリカの軍艦が長崎に入港したことからはじまった。その約一カ月後に、アメリカからの強硬な要求に再び屈した幕府は日米通商条約を締結する。アメリカに続けて、オランダ、ロシア、イギリス、フランスとも通商条約（安政の五カ国条約）を締結し、世界の市場に本格的に組み込まれていく。

勅許を得ずに条約を締結したことで、朝廷や一橋派の大名・藩士、そして尊王攘夷の志士たちは幕府を激しく糾弾したが、その怒りの矛先は欧米諸国にも向けられた。通商条約を締結するよう外圧をかけてきたからだが、彼らが日本に持ち込んだコレラが同時並行の形で広がってしまったことも怒りの背景にあった。

その後、国内でコレラによる死者が続出してパニック状態に陥る。欧米への反感はさらに高まり、排外意識も増幅されていくのである。

(3) 連続する疫病の流行と社会情勢の悪化

攘夷運動の高揚と外国人襲撃事件の頻発

通商条約の締結問題を契機に、国内では嵐のような攘夷運動が巻き起こる。長崎発のコレラ騒動も同時進行していたことで、その運動に拍車をかけてしまったが、実際に貿易が開始されると攘夷運動はさらに激化する。

通商条約に基づき、長崎・横浜・箱館《はこだて》・兵庫・新潟の五港が順次貿易港として開港されることになっていた。安政六年六月（一八五九年七月）に長崎・箱館・横浜が開港された後は、同年十二月（一八六〇年一月）に新潟開港、文久元年十二月（一八六二年一月）に江戸開市、同二年十一月（一八六三年一月）に大坂開市・兵庫開港の予定だった。江戸・大坂の開市とは外国船の入港は許可しないものの、江戸や大坂で外国商人が日本の商人と商取引（貿易）するのは可能ということである。

ところが、尊攘運動の高まりにより予定どおりの開港・開市は難しくなった。尊王攘夷の志士による外国人殺傷事件が頻発したからである。

開港直後の安政六年七月、横浜でロシアの士官と水兵が殺傷されたのを皮切りに、外国人が次々と襲われる。幕府は開港場や外国人居留地の警備を強化するが、襲撃事件はやまなかった。

襲撃事件が起きたのは横浜だけではない。万延元年十二月（一八六一年一月）、江戸でアメリカ公使ハリスの通訳を務めるヒュースケンが薩摩藩士たちに殺害される。文久元年（一八六一）五月には、イギリス仮公使館が置かれた東禅寺が水戸浪士たちの襲撃を受けた。

貿易の開始により生糸をはじめ国内の産物が大量に輸出されたことで、物価の高騰に拍車がかかったことも大きかった。排外意識はさらに高まる。失政であるとして、貿易を認めた幕府への不満も増幅されていく。

文久元年二月、町会所は米価高騰を理由に其の日稼ぎの者に御救米を給付したが、そんな不満を宥める意図があったことは想像するにたやすい。

さらに、幕府は朝廷から通商条約の破棄を強く求められていた。勅許を得ずに条約を締結したことが、大きなつけとなって戻ってきたのである。

条約で欧米諸国と約束したとおり開港・開市を実施すれば、国内の混乱が激化することは火をみるよりも明らかだった。同年十二月、幕府は勘定奉行兼外国奉行の竹内保徳《たけのうちやすのり》を正使とする使節団をヨーロッパに派遣し、開港と開市の延期交渉をおこなうことを決める。

交渉の結果、翌二年五月に江戸・大坂の開市と新潟・兵庫開港の五年間延期を定めるロンドン覚書が締結されたが、その頃、日本は攘夷運動の高まりに加えて、麻疹とコレラの流行に苦しんでいた。

麻疹の流行とコレラの再流行

文久二年（一八六二）も、政治的な事件が立て続けに起きた年だった。一月、老中安藤信正《あんどうのぶまさ》が尊王攘夷の志士に江戸城坂下門外《さかしたもんがい》で襲撃されて重傷を負う（坂下門外の変）。六月、薩摩藩主島津茂久《もちひさ》の実父久光《ひさみつ》が勅使を護衛して江戸に乗り込み、翌七月には朝廷の威光を後ろ盾に、一橋慶喜を将軍後見職《こうけんしょく》、福井前藩主松平春嶽を政事《せいじ》総裁職に据えさせた。幕府の最高人事が外様大名のごり押しにより実現するなど、前代未聞であった。

八月、江戸から京都に向かっていた島津久光の行列がイギリス人を殺傷する事件を起こす（生麦《なまむぎ》事件）。閏八月、幕府は尊王攘夷の嵐が吹き荒れる京都の治安を回復させるため、親藩大名の会津藩主松平容保《かたもり》を京都守護職に任命した。十二月には、長州藩士高杉晋作《たかすぎしんさく》たちが品川御殿山《ごてんやま》に建造中のイギリス公使館を焼き討ちしている。

こうした事件が続発していた頃、江戸では麻疹が大流行する。直近の流行は二十六年前の天保七年（一八三六）のことであったが、今回も長崎からはじまった。二月に出島に碇《てい》泊《はく》した西洋船から感染し、全国へと広がった。

今回の流行は、江戸城内でも感染者を出している。十四代将軍家茂と御台所《みだいどころ》和宮《かずのみや》も感染したのだ。家茂と和宮は快癒したが、六月末より江戸の町で大流行してしまい、多数の死者が出ている。

『武江年表』によれば、安政五年（一八五八）のコレラ流行時の倍の死者だったという。日本橋を渡る葬礼が二百にも達した日があるほどで、寺院は葬儀で片時の暇もない状態となった。

それまでの疫病流行時と同じく、銭湯や髪結床、そして料理屋や遊郭などの盛り場は火の消えたような状態となる。経済活動も停滞し、江戸の町は再び不景気に陥る。

七月上旬より、町会所では前年に続けて臨時御救を実施している。生活支援のため御救米を給付したのだ。豪商による施行も広くおこなわれたが、これは幕府が大いに期待するところであった。

しかし、この年に江戸の町を襲ったのは麻疹だけではなかった。続けてコレラも流行したため、ダブルパンチとなる。死者はさらに増えていった。

再び、江戸はパニックとなる。人々は除災のため神仏への祈願や様々な信仰に走った。町に斎竹を立て、軒下に提灯を吊り、神輿を渡御させた。山車《だし》まで引いている。それだけ、悪疫を退散させたい思いが強かったのである。

江戸の不景気と参勤交代制の緩和

文久二年（一八六二）は江戸の町が経済不況に陥った年だった。それゆえ、町会所は臨時御救を実施したが、麻疹やコレラだけが理由ではない。参勤交代の制度が緩和されたことも大きかった。

この年の七月に政事総裁職に就任して幕政を牛耳ることになった松平春嶽は、翌八月に参勤交代制の緩和を断行する。諸大名は江戸に参勤して一年在府した後、国元に一年在国という生活サイクルを義務付けられていたが、以後参勤は三年に一度とし、江戸在府期間も百日に短縮されたのである。

参勤交代の回数が減って江戸在府の期間も短くなれば、その分、旅費や江戸での生活費は減る。大名が大勢の家臣とともに江戸藩邸で一年間生活するだけで、その年の歳出の約半分が消える事例が多かったため、減額分は相当なものとなることが予想された。幕府としては、減った分を軍事力の充実に回して欧米諸国の外圧に備えて欲しかったわけだ。

さらに、江戸藩邸に人質として置いた妻子は国元に帰国させても構わないとしたが、これにしても江戸での出費を減らしたい意図から出たものだろう。

しかし、在府期間が五分の一以下となったことで諸大名の支出は大幅に減少したものの、その分、江戸経済は大きな打撃を受ける。江戸の消費経済は参勤交代の制度、すなわち諸大名が江戸在府中に落とす莫大《ばくだい》な金に大きく依存していたからだ。

よって、諸大名の江戸藩邸からの膨大な需要で生計を成り立たせていた商人や職人は、たちまちのうちに干上がる。現代風に言うと、倒産や転職、あるいはリストラの嵐が吹き荒れる。江戸は不景気のどん底に陥った。

参勤交代緩和令は江戸経済に深刻な影響を与えたが、政治的な悪影響はより深刻であった。人質として江戸に常駐させた妻子の帰国を許可したことで、諸大名の自立性はおのずと高まるが、対照的に幕府の権威は失墜する。妻子を人質に取っていたからこそ、幕府は諸大名を統制できたからである。

尊王攘夷運動の高まりにより幕府の権威は失墜していたが、参勤交代制の緩和はそれに拍車をかける。

翌三年二月、将軍家茂が上洛の途に就く。江戸城の将軍が京都にいる天皇のもとに赴くことで、公武合体を目にみえる形で天下に示して幕府権威の回復をはかろうという狙いが秘められていたが、裏目に出る。

朝廷は将軍が上洛してきたのをこれ幸いに、勅許を得ずに締結した通商条約を破棄して攘夷を実行せよと幕府を責め立てたのだ。その期日を決めなければ、江戸城に戻るのを認めない。

反対派へのテロ行為も辞さない尊王攘夷の志士はそんな朝廷の方針を熱烈に支持する。攘夷の即時決行を打ち出すことで政局の主導権を握った長州藩が、その裏で糸を引いていた。

追い詰められた幕府は、五月十日を攘夷の期日にすると約束してしまう。同日、長州藩は攘夷決行の魁《さきがけ》として下関海峡を航行中のアメリカ商船に砲撃を加えるが、すぐさまアメリカ軍艦による報復攻撃を受ける。

翌元治元年（一八六四）、長州藩は英仏米蘭の四カ国連合艦隊の攻撃を受けて下関を占領されてしまうが、外国だけが戦争の相手ではなかった。幕府や薩摩藩とも戦火を交えており、既に国内は内乱状態に突入していたのである。

（4）江戸開城と町会所

内乱による米価高騰

局地戦ではあるものの、欧米との戦争まで勃発するほど攘夷運動は高揚したが、そんな過激な長州藩の行動に危機感を持った諸藩は同藩の失脚を策す。攘夷決行から約三カ月後の文久三年（一八六三）八月十八日、天皇の承認のもと、薩摩藩や会津藩が中心となって長州藩と三条実美《さんじようさねとみ》たち尊攘派公家を京都から追放した。

翌元治元年（一八六四）七月十九日、巻き返しをはかる長州藩は京都市中に藩兵を突入させ、御所へと向かった。天皇を奪い返そうとはかるも、御所を守る薩摩藩や会津藩に敗れる（禁門の変）。

同二十三日には、御所に発砲した廉《かど》により長州藩追討の勅命が下り、朝敵に転落した。その後、薩摩藩など諸藩から構成される征長軍が組織され、第一次長州征伐がはじまる。

禁門の変直後の八月五日、英仏米蘭四カ国連合艦隊が下関を砲撃する。長州藩に攘夷を断念させるための攻撃だったが、圧倒的な軍事力の前に同藩はなす術《すべ》がなかった。四カ国に講和を申し入れる。

こうした状況では、とても征長軍を迎え撃つ余力など残ってはいなかった。そのため、征長軍参謀を務める薩摩藩士西郷隆盛《さいごうたかもり》の奔走を受け入れ、恭順する。西郷は長州藩の姿勢を諒《りょう》とし、征長軍を撤兵させた。

一戦も交えることなく、第一次長州征伐は終結する。征長軍は解兵されたが、幕府は西郷つまりは薩摩藩が主導した対応に大いに不満だった。あまりに寛大だと感じたからである。

慶応《けいおう》元年（一八六五）一月、幕府は長州藩主毛利敬親《たかちか》父子を江戸に召喚する方針を示す。藩主を人質に取ることで、長州藩が二度と幕府に刃向かえないよう目論んだ。三月二十九日には、この幕命に従わなければ将軍家茂が江戸を進発する旨を諸藩に通達する。

第二次長州征伐の予告だったが、長州藩では藩論が転換していた。対幕府強硬派の高杉晋作が内戦の末、藩政の主導権を奪取しており、藩主父子の江戸送還の求めなどに応じるはずもなかった。

四月十九日、長州再征と将軍進発が布告され、五月十六日に将軍家茂は江戸城を進発する。閏五月二十五日には大坂城へ入り、長州征伐の本拠地と定めた。再び征長軍が組織されるが、実際に戦端が開かれたのは一年後のことだった。

戦争が近づくと、米価をはじめ諸物価が高騰するのは世の習いである。食糧など軍需物資の大量買い占めがはじまるからだ。

もちろん、江戸も例外ではない。幕府は米価の引き下げをはかる一方、七月より町会所が其の日稼ぎの者などの窮民に銭を給付している。独身者は六百文、二人暮らし以上は一人につき五百文の割合だったが、あまり効果はなかった。当時の米価では、二日分の飯米にあたる白米一升ほどしか買えなかったからである。それまでは、十日分にあたる白米五升が給付されるのが相場だった。

別に、町会所の備蓄米が不足していたわけではない。町奉行所サイドの危機意識が甘かった結果だが、この時は最悪の事態にまでは至らなかった。

しかし、翌二年に入ると、江戸の米価はさらに高騰する。天明の打ちこわし以来の都市崩壊が現実のものとなるのである。

慶応の江戸打ちこわし

征長軍が長州藩領に攻め込み、開戦となったのは慶応二年（一八六六）六月七日のことである。薩摩藩など有力諸藩が出兵を拒否するなど、開戦前から征長軍は足並みの悪さを露呈したが、軍備を増強させていた長州藩に緒戦から各所で敗れてしまう。第二次長州征伐は幕府の敗北で終わるが、開戦前から将軍のいない江戸の町は大荒れの状態だった。

軍需物資の大量買い占めを背景に、とりわけ米価が高騰していた。市中は一触即発の不穏な状況に陥り、四月には町奉行所同心の組屋敷の打ちこわしを呼びかける札まで貼られた。何も対策を打ち出さない町奉行所への不満が充満していた。

こうした時は、町会所が其の日稼ぎの者全体に白米を給付するのが慣例であったが、五月二十五日に布告されたのは米の廉売だけだった。それも、当初設定した売却価格を安過ぎるとして引き上げようとしたため、町会所への不満が噴出する。町会所が打ちこわされるとの評判が高まるなか、二十八日より江戸近郊の品川宿で打ちこわしがはじまる。

町会所の備蓄米が枯渇していたわけではなかったが、状況を正確に把握できなかったことが、命取りとなる。天明の打ちこわしの時と同じく、危機意識が薄かったのだ。

これが導火線となり、米価を釣り上げていた米屋への打ちこわしが以後数日にわたって展開する。天明の打ちこわしが再現されたのだ。江戸全体で二百軒以上が打ちこわされ、町奉行所の門前には、「御政事《おんまつりごと》売切《うりきれ》申《もうし》候《そうろう》」という落書も貼られた。

六月五日、町会所は前年に引き続き、其の日稼ぎの者全体を対象とする銭の給付を布告した。独身者は一貫九百文、二人暮らし以上の家には一人につき一貫百文の割合だった。対象者は三十七万人余に及んだ。そのため、事態はいったん鎮静化に向かう。米価も下落に転じた。

一方、翌々日の七日に征長軍は長州藩と戦端を開くが、形勢は圧倒的に不利であった。敗色濃厚のなか、七月二十日には将軍家茂が大坂城で病没する。開戦からわずか一カ月後のことだった。

家茂の死は征長軍の士気を著しく低下させた。幕府は朝廷を通じて休戦するよう命じる沙汰書（八月二十一日付）を長州藩に下す。第二次長州征伐は失敗に終わり、幕府の権威は完全に失墜した。

事実上の敗戦そして家茂の病没を受け、江戸は激しく動揺する。再び米が高騰したため、八月二十四日、町会所は市価の半値で米を廉売すると布告したが、前回のように銭の給付を期待していた窮民たちは失望する。その上、対象者が少なかった。今回の廉売の対象者は前回（三十七万人余）と比較すると、二割程度の約七万三千人に過ぎなかった。

九月八日より、町会所による廉売は開始されたが、対象に漏れた窮民の不満は大きかった。十二日には、町会所の対応を痛烈に批判する張り紙が神田明神一の鳥居に貼られた。廉売対象から漏れた窮民たちは豪商などに施行を求め、米、塩、味噌《みそ》を貰い受けている。寺社の境内に土竈《どがま》を作り、粥を作って飢えを凌いだ。

再び打ちこわしも起きかねない形勢となるが、二十日より町会所は御救小屋を立てて窮民を収容し、各所で炊き出しもおこなった。これにより、今回は辛くも都市崩壊の危機を脱している。

天明七年（一七八七）の打ちこわしを教訓として、寛政改革の時に町会所は設置された。疫病が流行した時、そして飢饉などで米価が高騰した時には銭や白米を給付することで都市崩壊を未然に防いできた。

しかし、慶応二年の米価高騰では当局の危機意識が薄かったことが命取りとなり、打ちこわしが起きてしまう。同年中にもう一度、都市崩壊の危機が訪れたが、町会所の対応によりその再現は免れたのである。

新政府軍に接収された町会所

第二次長州征伐が失敗に終わった幕府は、その後一年ほどで二百六十余年の歴史にみずから幕を下ろす。慶応三年（一八六七）十月十四日、十五代将軍となっていた慶喜は朝廷に大政を奉還し、幕府を消滅させた。

十二月九日、薩摩藩などを中心に天皇をトップとする新政府が樹立されるが、その主要メンバーに前将軍の慶喜の名前はなかった。慶喜を奉じる幕臣や会津藩などは激しく反発し、翌四年正月三日、京都南郊の鳥羽《とば》・伏見《ふしみ》で京都を占領していた薩摩藩や長州藩と武力衝突に及ぶ。鳥羽・伏見の戦いである。

この戦いに敗れた慶喜は朝敵に転落し、江戸に逃げ戻る。慶喜討伐を呼号する新政府軍は江戸城総攻撃の構えを取るが、三月十四日、新政府軍を率いる西郷と徳川家代表の勝海舟との頂上会談により総攻撃は中止された。江戸無血開城の運びとなる。

四月十一日、江戸城は新政府軍に引き渡されたが、依然として敵対姿勢を崩さなかった幕臣たちは彰義隊《しょうぎたい》として上野の寛永寺に籠もる。五月十五日、新政府は寛永寺を攻め、彰義隊を壊滅させた（上野戦争）。

この戦いにより、寛永寺近辺の町は兵火に遭う。家を失った者も多かったため、町会所の備蓄米や積金が罹災者に給付されている。

同月二十四日、徳川家は駿河・遠江《とおとうみ》七十万石へ国替えとなる。前日には江戸町奉行所も新政府に接収され、町会所もその管轄下に入った。

その後も、町会所の備蓄米や積金は江戸改め東京の窮民に給付されている。町奉行所に代わって置かれた市政裁判所、そして東京府が定式御救、類焼御救、臨時御救を実施したのだ。江戸幕府の制度は明治政府により有効に活用されていく。

明治三年（一八七〇）十二月に七分積金の制度は廃止され、同五年五月には町会所も廃止されたが、備蓄米や積金はかなり残っていた。東京府では府内の道路・橋梁《きょうりょう》・水道の修繕費に回すことで都市基盤の整備をはかるとともに、救済事業費にもあてることで都市社会の安定を目指すのであった。

第五章　種痘の普及と蘭方医術の解禁

(1) 種痘技術の導入

日本での種痘の歴史

江戸時代、天然痘ウイルスに感染して発症する疱瘡は毎年のように流行を繰り返していた。疱瘡も麻疹などと同じく、一度罹患すれば免疫が得られて二度と罹患しないことが知られており、世界中の医師たちはワクチンを接種しようと奮闘を重ねる。痘苗《とうびょう》を人体に接種し、天然痘ウイルスに対する免疫を獲得させることで疱瘡の感染を予防しようとしたが、その歩みはたいへんな困難を伴った。

日本の場合も種痘の試みは失敗の連続だった。光明がみえはじめたのはペリー来航数年前のことである。

つまり、コレラや麻疹が大流行した同じ幕末に種痘は広く普及していった。ようやく人々は疱瘡の苦しみから抜け出しはじめるが、そこで主導的な役割を果たしたのは西洋医学を学んだ蘭方医たちであった。

日本には中国式の人痘種痘法が伝来していたが、人痘種痘法といっても四種類あった。感染した子供が着用した服を未感染の子供に着せて感染させる衣苗種法。痘漿《とうしょう》（痘瘡の水疱や膿疱から出るうみ汁）を子供の鼻孔に入れる漿苗種法。粉末にした痘皮《かさぶた》を水に溶かして丸めたものを鼻孔内に一定時間入れる水苗種法、粉末にした痘皮を銀管や竹筒で鼻孔に吹きこむ旱苗種法の四つだが、主に用いられたのは水苗種法と旱苗種法だった。

しかし、人痘種痘法では真正の天然痘に感染する恐れがあった。そのため、別の方法が求められることになるが、そこで登場したのが牛痘種痘法なのである。

一七九六年（寛政八）、牛痘（牛が罹患する天然痘）に罹患した者は天然痘に罹患しないことに注目したイギリスのジェンナーが、牛痘ウイルスによる免疫法を発見する。一七九八年（寛政十）には天然痘ワクチンの開発にも成功した。牛痘種痘法の場合は人痘種痘法のように痘苗を鼻孔に入れるのではなく、腕に傷を付けて接種する手法が取られた。

ジェンナーの牛痘種痘法はイギリスからヨーロッパ全土、そして植民地のあったアジアへと普及していく。日本にも牛痘法の情報は伝わっていたが、日本で最初に牛痘の接種を試みたのは文政六年（一八二三）に出島のオランダ商館付医員として着任したシーボルトである。しかし、シーボルトが持ち込んだ牛痘苗は長い船旅のため効力を失っており、接種は失敗に終わる。

ヨーロッパで普及していた牛痘法は鎖国下の日本ではなかなか普及しなかったが、遅々たる歩みを一気に好転させた人物がいる。佐賀藩の藩主、鍋島直正《なべしまなおまさ》（閑叟《かんそう》）であった。

牛痘種痘法に成功した佐賀藩

佐賀藩鍋島家は福岡藩黒田家とともに貿易港長崎の警備を命じられていたこともあり、もともと諸藩のなかでは西洋の事情に通じた藩である。なかでも、第十代藩主の鍋島直正は西洋の技術や文明に強い関心を持っており、その導入にたいへん積極的だった。

反射炉の建設や日本初の蒸気機関の開発に象徴される佐賀藩の技術力の高さは、直正のリーダーシップに拠《よ》るところが大きかったが、そうした事情は種痘の普及活動でもあてはまる。

そんな藩風のなか、弘化四年（一八四七）に長崎在住の藩医楢林宗建《ならばやしそうけん》がオランダを通じて牛痘苗を取り寄せたいと藩に願い出る。佐賀藩は長崎警備を担当していた関係で、オランダ商館に直接注文できたのだという。

宗建の願いは藩当局により許可される。翌嘉永元年（一八四八）に新任のオランダ商館付医員モーニッケが痘漿を持参したが、またしても腐っており接種に失敗してしまう。しかし、先にシーボルトが接種を試みて失敗した時も痘漿だったことを教訓に、痘皮の方が腐敗しにくいのではと考えた宗建は痘皮での接種を藩に提案する。

同二年六月、オランダから取り寄せた痘皮が出島に到着した。宗建は自分の息子建三郎と長崎在住オランダ通詞の息子二人を出島に連れていき、モーニッケが三人に接種を試みたところ、宗建の息子が感染に成功する。

これが、牛痘法による種痘が成功した日本最初の事例である。そして、建三郎の腕から採取した膿を痘苗として通詞の子供たちに接種すると、同じく感染していった。

牛痘法の成功を受け、佐賀藩では藩医の子供たちにも牛痘苗を接種させた。安全を確認した上で、藩主直正の息子淳一郎に接種する。十一月には、江戸藩邸にいた直正の娘貢姫《みつひめ》にも接種された。

要するに、藩主みずから範を垂れることで、藩内に対して種痘の普及を促したのである。なお、接種を担当したのはお玉が池種痘所設立の発起人の一人となる藩医の伊東玄朴《いとうげんぼく》であった。玄朴もシーボルトの門人である。

その後、佐賀藩では領民への接種も実施している。「引痘方《いんとうかた》」という種痘のセンターを設けて領内に出張所を置き、藩医を巡回させて種痘を実施した。その費用は全額藩の負担だった。

ただし、佐賀城下の藩医だけで領民の種痘にあたったわけではない。町や村の医師に牛痘の接種法や痘苗の取り方の技術を教授している。彼らも種痘にあたらせることで、天然痘に対する免疫を領民の間で広く獲得させようとしたのだ。

他藩と比べると、佐賀藩内における牛痘法の普及には目覚ましいものがあった。息子や娘にも種痘を接種させた藩主鍋島直正の強い意思が、それを可能にしたのである。

各地に種痘所が設置される

佐賀藩が接種に成功したことで牛痘法が国内に広まっていくが、同藩から直接広まったのではない。長崎を起点に全国へ広まった。オランダから取り寄せた痘皮はモーニッケたちを通じて長崎の町の子供たちにも接種されており、感染した子供たちから採取した痘皮が各地に運ばれることで牛痘法が普及していった。

嘉永二年(一八四九)九月、長崎で中国人相手の通詞を務める潁川《えがわ》四郎左衛門から、京都在住の医師でシーボルトの門人だった日野鼎哉《ひのていさい》に送られた痘皮がその最初である。それをもとに、翌十月から除痘館と称された種痘所で牛痘の接種が実施された。その後、京都の除痘館の種痘活動で得られた痘苗が大坂や福井などに分けられた。

こうして、大坂でも除痘館が設立されたが、その中心になっていたのが日野鼎哉の弟で同じくシーボルトの門人であった日野葛民《かつみん》と緒方洪庵《おがたこうあん》だ。洪庵は蘭学塾の適塾を主宰し、橋本左内や大村益次郎《ますじろう》、福沢諭吉《ふくざわゆきち》など数多の英才を育成したことでも知られる。

葛民と洪庵が中心となって設立された除痘館は薬種商が集住する道修町《どしようまち》に置かれたが、資金面でのバックアップを惜しまなかったのが大和屋喜兵衛という薬種商である。洪庵に薬を納入していたことがきっかけで、その種痘活動を支えることになった。除痘館が置かれた家は喜兵衛が借りたものだった。

十一月から開始された大坂の除痘館による種痘事業は、葛民と洪庵のほか大坂在住の町医者が協力していた。大坂の町だけでなく、関西地方全域に分苗所と呼ばれた出張所が数多く設けられ、手広く牛痘を接種している。

洪庵たちによる種痘事業も苦難の連続だった。

牛痘による種痘は逆に子供に害をなすとの風説が流れたことで、牛痘を希望する者がいなくなってしまったこともあった。そうした悪評を取り除くため、洪庵たちは苦労を重ねているが、最終的には幕府の力が必要となる。お墨付きが必要だった。

大坂町奉行所に幾度となく嘆願を重ねた結果、安政五年（一八五八）四月二十四日に大坂除痘館の種痘活動は幕府公認の事業となる。

ようやく洪庵たちの地道な努力が報われる時が訪れたが、同じ頃、江戸でも種痘の事業が大きく前進しようとしていたのである。

(2) 種痘所の設置

江戸の大学病院・医学館

佐賀藩での接種成功を機に、牛痘法は全国各地に広まった。江戸でも牛痘法による接種が開始されるが、根付くまでにはかなりの時間を要している。大坂などと同じく、蘭方医が中心となって種痘は進められたが、奇しくも牛痘法の接種に成功した同じ嘉永二年(一八四九)に、幕府はある禁令を出した。

幕府に仕える医官(幕医)が蘭方の医術を用いることを禁止したのだ。以後、蘭方医には冬の時代となるが、黒幕は漢方医の牙城・医学館で館主を務める多紀《たき》氏であった。

第一章でも触れたとおり、当時は現在のような医師の国家試験制度はなく、誰でも医師になることができた。医師を志望する者は各自、師匠の家に寄宿などして医術を学ぶのが通例だった。

しかし、それでは医師の技量は総じて未熟なものにならざるを得ない。そのさじ加減次第で不幸な結果を招いてしまう事例が非常に多かった。

こうした現状に強い危機感を抱いていた医師に、奥医師の多紀安元という人物がいる。奥医師とは将軍の脈を取ることもでき、幕医のなかではトップクラスの格式を誇った。

宝暦二年（一七五二）に奥医師に任命されていた安元は、技量が未熟な医師を集めて医学教育を施したいと幕府に何度となく願い出ていた。医術とは人の生死に関わるものであり、診療する医師の技量が未熟で学問も浅いと人は横死を免れないとして、医師養成のための集団教育の必要性を説いたのである。

明和二年（一七六五）五月、幕府は安元の願いを容《い》れる形で、神田佐久間町の空き地（天文台跡地）をその私塾医学館の用地として貸し与えた。十二月には、医学館での講義の聴講を医学志望者すべてに許可する町触を江戸の町に発している。

私塾の用地を提供した上、その講義の聴講を町奉行所からの町触を通して奨励するなど、医学館での教育は幕府肝煎りの事業となっていった。それだけ、幕府も医学教育の重要性は認めていた。

医学館には館主の多紀氏のもと教諭が約十名置かれ、そのうち三、四名が館内の事務を執った。残りの教諭は、講義を月に六度受け持った。おのおの、本道（内科）・外科・眼科・小児科の講義を担当している。通いで学ぶ生徒のほか、寄宿する生徒が常に三十〜五十人もいたが、官立となった後は幕医の子弟に生徒は限定される。

臨床教育も実施された。生徒が順番で病人を診察して所見を述べ、処方箋を作成する。最後に教諭が病人を診察し、処方箋を改めて作成するというシステムである。調剤された薬剤はすべて無料だった。

寛政三年（一七九一）、医学館は官立となる。それまでは多紀氏の私塾であったが、幕府は医学教育の重要性を踏まえて直轄の医学校とする。

当時は寛政改革の最中だったが、その主導者たる老中首座松平定信は祖父の将軍吉宗と同じく医療行政にも強い関心を持っていた。自叙伝『宇下人言《うげのひとこと》』では幕医の資質の低下を嘆いているが、その医療技術を向上させるため、医学館を運営していた多紀永寿院（安元の子）の手腕に期待し、医学館を官立とした。

以後、医学館には年額百両の運営費、百両（後に二百両）の薬種料が支給されることになる。幕医のレベル向上に必要な費用を補助したのだ。

定信の信頼を得ていた永寿院は、幕医の推挙や医学書の検閲などの権限も与えられる。こうして、多紀氏が仕切る医学館は幕府の医療行政（人事）にとどまらず、江戸の医学界に大きな影響力を行使するようになる。

設立当時、医学館は神田佐久間町にあったが、文化三年（一八〇六）に火災で焼失したのを機に向柳原に移転する。神田佐久間町時代、敷地の面積は千五百坪ほどだったが、この時に二千四十坪に拡張された。

移転後の医学館構内は、講堂と病室が隣り合っていて、同所が臨床教育の実践の場となっていた様子がよくわかる。

漢方医vs.蘭方医

医学館を拠点に江戸の医学界に影響力を行使した奥医師の多紀氏は漢方医であったが、

蘭学の影響を受けて蘭方医も増えていた。オランダ語の修得を通じて西洋医学に触れた医師が蘭方医として台頭する。杉田玄白たちが翻訳したことで知られる『解体新書』が刊行されたのは、医学館設立から約十年後にあたる安永三年（一七七四）のことである。

その後、蘭学は大いに発展を遂げる。蘭方医も外科を中心にその技量の高さが世間で認められていくが、内科については漢方を選ぶ者が多かった。内科は漢方、外科は蘭方と棲《す》み分《わ》けができていたが、天保期（一八三一～四四）に入ると、内科についても蘭方を選ぶ患者が多くなる。その医療技術の高さが広く認められるようになったのだ。

漢方医からしてみると、患者が蘭方医に流れることは由々しき事態だった。患者が減って損失を被った彼らが頼ったのが、江戸の医学界の実力者たる多紀氏である。当時は多紀元堅《もとかた》が奥医師を務めていたが、同じ漢方医である以上、患者が蘭方医に流れることは看過できなかった。

よって、幕府当局に運動し、嘉永二年（一八四九）に幕医が蘭方の医術を用いることを禁止する触を出させる。近年蘭方医が増加を続け、世間でもその医療を信用する者が多いと聞くが、日本とオランダでは風土が違うとして、幕医が蘭方の医術を使うことを禁じた。

蘭方医の幕医もいたわけだが、この禁令により蘭方は使えなくなってしまう。

ただし、これは内科についての禁令であり、外科や眼科などは対象外だった。外科の技術は蘭方が漢方を上回っており、さすがに外科までは禁止できなかったのである。

禁令の対象は幕医であったが、幕府に倣《なら》って藩も同様の方針を打ち出すことが多かった。たとえ禁令が出されなくても、幕府の意向を忖度《そんたく》して内科では蘭方を用いにくい風潮も生まれたため、嘉永二年の禁令は蘭方の内科医にとり大きな打撃だった。

しかし、四年後にペリーが来航して翌年に開国となると、幕府がこうした方針を維持することが難しくなる。安政四年（一八五七）には体系的な西洋医学を幕臣に学ばせるためオランダ軍医のポンペを招聘《しょうへい》しており、蘭方の医術を禁止し続けることは難しかった。幕府の方針に整合性が取れていない以上、その解除は時間の問題となる。

お玉が池種痘所の設立

幕府が医学教育を託した多紀氏の政治力により、嘉永二年（一八四九）以降、蘭方医が置かれた立場は厳しくなったが、水面下では巻き返しをはかる動きも進んでいた。そこで中心的な役割を果たした人物こそ、同年十一月に江戸藩邸で佐賀藩主鍋島直正の娘貢姫に牛痘苗を接種した伊東玄朴だった。

通商条約の締結を求めて駐日総領事のハリスが江戸城に登城した年でもある安政四年(一八五七)の八月、江戸在住の蘭方医仲間の代表格となっていた玄朴の首唱で、美作津山《みまさかつやま》藩医箕作阮甫《みつくりげんぽ》・越前丸岡《えちぜんまるおか》藩医竹内玄同《たけのうちげんどう》・豊前小倉藩医林洞海《はやしどうかい》たち蘭方医十人ほどが下《した》谷練塀小路《やねりべいこうじ》の仙台藩医大槻俊斎《おおつきしゅんさい》宅に集まる。大坂で緒方洪庵たちが設立した種痘所を、江戸でも設置するための相談であった。

江戸でも蘭方医たちが町人相手に牛痘法の接種を既に開始しており、確実に成果を出していた。種痘により痘瘡で苦しむ子供が減ったことで、蘭方医への信頼度も高まる。蘭方への信頼をさらにアップさせる狙いもあって、種痘所の設立を計画したのだろう。

相談の結果、設立費用は蘭方医たちからのカンパで賄うことが決まった。八十三人から五百八十両余が集まる。

種痘所の設置場所については、神田お玉が池に屋敷を持っていた勘定奉行川路聖謨《かわじとしあきら》にその地所の一部を貸して欲しいと頼むことになった。川路は海外事情にも詳しい外交通の開明派官僚で、日露和親条約締結の際には日本側全権を務めた。蘭学や蘭方医への理解も深い幕府の要人であり、玄朴たちは川路の好意に期待したのである。幕府要人でもある川路を味方に付けることで、種痘事業もうまくいくという読みもあったはずだ。

川路は玄朴たちの願いを容れ、自分が幕府から拝領した地所に種痘所を設置し、蘭方医を種痘のため出張させて「諸人救助」にあたらせたいと願い出る。川路の上司にあたる老中首座の佐倉藩主堀田正睦は、蘭癖大名と異名を取るほどのオランダ好きの大名だった。通商条約締結に積極的な開国派の大物である。

堀田は蘭方医に理解があるだけではなかった。鍋島直正のように、領民に対して種痘を広く実施している。江戸藩邸で同じく自分の子供たちに牛痘法で接種させた後、全領民を対象に種痘を実施したのだ。

さらに堀田は、蘭方医の佐藤泰然《さとうたいぜん》を招聘し、嘉永六年には藩医に取り立てる。泰然は藩士たちに蘭学を講義する一方で、蘭医学塾・順天堂を開設して西洋外科に重点を置いた教育をおこなった。その息子の一人が、前章でふれた奥詰医師松本良甫の養子松本良順である。

堀田、川路と蘭方医たちに理解ある人物が幕府の要職にあったことは、玄朴たちにとっては幸運であった。というよりも、堀田や川路の好意に期待して種痘所の設置予定地の拝借を願い出たのだろう。

嘉永二年の禁令で蘭方医の活動を抑え込もうとしていた漢方医や医学館は反発するが、それは時代に逆行する動きでもあった。安政五年一月十五日、川路の願いは堀田をトップとする幕府当局から許可され、五月にお玉が池種痘所が誕生する運びとなる。

蘭方医の奥医師登用

大坂に遅れること約十年を経て、江戸にも種痘所が誕生した。前月（四月）には大坂除痘館の種痘活動が幕府のお墨付きを得ており、蘭方医による種痘事業に追い風が吹きはじめたが、この年、蘭方医にとりもう一つ大きな出来事が起きている。

安政五年（一八五八）は通商条約の締結をめぐり幕府内が大揺れとなった年である。この年の二月、種痘所の設置で大いに助力してくれた川路は通商条約締結の勅許を得るため、堀田に随行して上京する。そして天皇や公家を説得しようと試みるが、失敗に終わる。

堀田が江戸に戻った直後、井伊直弼が大老に就任し、堀田に代わって幕府のトップに立つ。六月には勅許を得ることなく条約を締結するが、直弼を厚く信頼していた将軍家定は重い脚気に苦しんでいた。

家定の病状悪化を受け、従来の治療法では厳しいと判断した直弼は、家定の生母本寿院《ほんじゆいん》や御台所の篤姫《あつひめ》と相談の上、漢方医に加えて蘭方医も治療にあたらせようと考える。蘭方も用いることで治療に万全を期そうとしたが、ここでネックとなったのが幕医に蘭方を用いることを禁じた嘉永二年の禁令であった。

そのため、七月三日に嘉永二年の禁令を撤回している。広く万国の長所を採用すべき時節であるとして、奥医師も蘭方を学んでも構わないとした。これにより、内科の幕医でも蘭方を用いることが可能となった。

同じ三日、蘭方医を奥医師に任命する人事が発令される。玄朴たち二名の蘭方医とほか二名の漢方医が藩医でありながら奥医師つまり幕医に取り立てられる。将軍の診療にあたらせるには奥医師に任命しなければならないが、奥医師が蘭方を用いるには嘉永二年の禁令を撤回する必要があったのだ。

奥医師に任命された四名は、その日から城内に泊まり込んで家定の手当にあたる。七日には、さらに二名の蘭方医が奥医師に採用され、都合四名の蘭方医が奥医師として城内にあがることになった。

そのうち三名までがお玉が池種痘所設立資金をカンパした者だった。残りの一人は玄朴の娘婿の伊東貫斎《かんさい》である。

家定の治療が突破口となる形で、嘉永二年の禁令は撤回された。蘭方医が将軍の診療にあたったことで、逆風にさらされていた蘭方医は一転、その立場が強固になっていく。

なお、家定は治療にあたった蘭方医や漢方医の必死の対応空しく、既に六日に病状が急変して死去していた。

（3）医学所の誕生

種痘所が幕府直轄の施設となる

安政五年（一八五八）は幕末の政治史では画期となる年であったが、そうした事情は医学史についてもあてはまる。さらに江戸にも蘭方医たちにより種痘所が設立され、東京大学医学部の歴史が事実上はじまったからである。家定の治療に蘭方医も加わったことで、蘭方の医術への信用度も一気に高まる。

蘭方医が奥医師に抜擢された七月には、江戸の町でもコレラが流行しはじめていた。八月には感染爆発の状態となり、江戸が大パニックに陥るが、十月には流行は鎮静化する。

ところが、翌十一月十五日に神田相生町《あいおいちょう》からの出火で、種痘所は類焼してしまう。やむなく、伊東玄朴と大槻俊斎の家を臨時の種痘所として牛痘法の接種が続けられた。

合わせて種痘所の再建を目指したが、資金の目途は立たなかった。玄朴たちは窮地に追い込まれるが、ここで助け舟を出してくれたのが下総国銚子《ちょうし》の豪商浜口梧陵《はまぐちごりょう》こと、ヤマサ醤油《しょうゆ》七代目の浜口儀兵衛《ぎへえ》である。

紀伊国有田《ありだ》郡広村《ひろむら》の豪商浜口家に生まれた梧陵は銚子の本家浜口儀兵衛家の養子に入り、家業の醤油の醸造で財をなす人物だ。培った財力を様々な形で社会還元していくが、ちょうど広村に帰省していた時に、嘉永七年（一八五四）十一月の安政東海地震と安政南海地震に遭遇する。

その時、津波が襲来することを予想した梧陵は村民たちに急を知らせるため、田圃《たんぼ》に積んでおいた稲の束（稲《いな》むら）に火を付ける。この火で津波襲来を悟った村民たちはすぐに避難し、多くの命が救われた。国定の小学国語読本にも掲載された物語「稲むらの火」の元となった実話である。

地震後に襲来した津波のため沿岸の農村は大打撃を受けるが、梧陵は農漁具を調達するなどして農民や漁民の離村を防ごうとはかる。津波の被害を防止するため堤防も建設した。

このように、社会貢献にも熱心だった梧陵は旧知の蘭方医三宅艮斎《みやけごんさい》を通して種痘所再建の目途が立っていないことを知る。艮斎は銚子で開業していたことがあり、その時梧陵と面識を得ていた。当時は佐藤泰然の推挙で佐倉藩医となっていたが、梧陵は艮斎たちの窮状を救うため、再建費として三百両を寄付する。

これがきっかけとなってほかにも寄付があり、再建の目途が立つ。梧陵は再建費だけでなく、図書や機械類の購入費としてさらに四百両を寄付している。種痘所の再建において、浜口梧陵が果たした役割は実に大きかった。

その用地については、下谷和泉橋《いずみばし》通りの御家人の屋敷を借用することとした。地所の一部を貸与してくれるなど、種痘所の設立に助力してくれた川路聖謨は一橋派として井伊直弼に目を付けられ、勘定奉行から西丸留守居役に左遷されたことも別の場所を用地として選んだ理由かもしれない。

早くも十二月二十八日には仮種痘所ができ上がり、その後、本工事に入った。翌六年九月に種痘所は再建となったが、その場所は伊東玄朴の屋敷のすぐ近くであった。

万延元年（一八六〇）七月、幕府は牛痘法での接種を希望する者は種痘所に赴くよう奨励する町触を出している。蘭方医による種痘が事実上幕府肝煎りの事業となったことがわかるが、十月には医学館と同じく、名実ともに幕府直轄の施設となる。

西洋医学所への改称と緒方洪庵の招聘

牛痘法による種痘の成功は蘭方の医術、つまりは西洋医学が社会で信用されるに至る最大の理由となった。幕府も西洋医学の優秀さを認め、種痘所を幕府直轄の施設としたが、教育機関としての役割も期待していた。

文久元年（一八六一）三月、種痘所（頭取は大槻俊斎）に教授職が置かれた。伊東玄朴たち蘭方医で奥医師を務める者が教授に任命されて蘭方医の養成がはじまるが、種痘事業も継続している。

同じ三月、種痘所は「種痘諭文《うえほうそうさとしぶみ》」という題名の文章を瓦版のようなスタイルで配布した。江戸や近在の子供たちが疱瘡の苦しみに遭わないよう、種痘所での牛痘の接種を勧めるという趣旨の文章だった。出生後、百日前後で接種するのが最善であることも述べられていた。

十月には、種痘所が西洋医学所と改称される。初代頭取には横すべりの形で大槻俊斎が任命されたが、翌二年四月九日に死去してしまう。後任として選ばれたのは、適塾を主宰する傍ら、大坂除痘館の運営にあたっていた緒方洪庵である。

洪庵は固辞するも、玄朴たちの要請を断り切れず、二代目頭取となることを承知する。八月十九日に江戸に入った洪庵は、二十一日に奥医師に任命された。西洋医学所頭取の兼務を命じられたのは閏八月四日のことである。

洪庵が奥医師に任命された頃、江戸は麻疹に続けてコレラが流行していた。この時、将軍家茂と御台所和宮が麻疹に感染したことは既に触れたが、洪庵は奥医師として診療にあたっている。

奥医師は月に四回、登城することになっており、その日は朝に登城して夜は城内で宿直《とのい》する定めだった。家茂と和宮のほか、前将軍家定の御台所の天璋院《てんしょういん》篤姫も診療している。

洪庵は奥医師として城内に詰める一方、西洋医学所の頭取として蘭方医の養成や種痘事業にあたることになったが、蘭方医の養成については別の人物に託そうと考えていた。頭取に就任してからわずか四日後の閏八月八日、長崎帰りの松本良順が頭取《とうどりたすけ》助に任命される。洪庵の推挙による人事という。

良順は長崎でポンペに師事し、その体系的な西洋医学の講義を実地で学んできた蘭方医であった。洪庵には奥医師の仕事があり、病弱の身でもあったことから医学教育については良順に託したのだ。

洪庵はポンペの教育方法を評価しており、自分の息子を長崎に派遣して医学伝習所に入所させたほどだった。よって、良順を自分の補佐役とすることで、医学教育を任せようと考えたのである。

翌三年二月二十四日、西洋医学所は医学所に改称されたが、六月十日に洪庵は持病の結核が悪化し、この世を去っている。

医学所から東京大学医学部へ

洪庵の死を受け、幕府はその後任として頭取助の良順を医学所頭取に任命する。良順は医学所の教育システムの抜本的な改革を決意するが、それは亡き洪庵が期待していたところでもあった。

従来は医学教育もさることながら、むしろ蘭書の講読つまりはオランダ語が読めるようになることに重点が置かれていたが、良順は何よりもこの点にメスを入れる。蘭書の講読よりも、教師の講義を通じて体系的な医学教育を施そうと考えたのである。

長崎の医学伝習所と同じく、講義は物理学と化学からはじめ、その後解剖・生理・病理・薬剤学の基礎医学を経て、内科や外科、療養科に進むカリキュラムだった。この七科を学ぶ体系的なカリキュラムにより、時代に沿った医師の養成を目指す。

医学所の役目は教育だけではない。前身が種痘所である以上、牛痘法の接種も継続されたが、慶応二年（一八六六）には出張所を数カ所設け、できるだけ多くの子供が種痘できるよう努めている。

しかし、医学所の機能も停止する時が間もなくやってくる。幕府の終焉《しゆうえん》に伴い、内乱が勃発したからだ。

慶応四年正月三日、御所を占領する薩摩・長州藩と前将軍慶喜を奉じる徳川勢が京都南郊の鳥羽・伏見で開戦となる。戊辰《ぼしん》戦争のはじまりだ。この鳥羽・伏見の戦いで敗れた慶喜は朝敵に転落し、慶喜討伐を呼号する東征軍が江戸に向けて進軍を開始する。二月十五日のことである。

徳川家では、江戸に敗走してきた傷病兵を治療しなければならなかったが、そこで活用されたのが医学館と医学所だった。漢方医と蘭方医が治療にあたったが、もともと外科では蘭方の医術の方が勝っており、蘭方医主導となるのは自然の勢いであった。

よって、医学所頭取の松本良順が医学館も管轄することになり、漢方医と蘭方医の戦いは決着をみる。医学所には海陸軍の傷病兵が収容される病院も設けられた。

その後江戸城の無血開城となるが、これに反発する徳川家の陸海軍の将兵は江戸を脱走する。良順もこれに加わり、会津城下で傷病兵の治療にあたった。

彰義隊の戦い後、徳川家は駿河・遠江七十万石へ国替えとなる。前後して、新政府は江戸町奉行所をはじめ町会所などの諸施設を接収したが、医学所も同様だった。

明治二年(一八六九)、医学所は医学校そして大学東校と改称される。同七年には東京医学校と改称され、現在の東京大学医学部の前身となる。

現在、疱瘡(天然痘)は人類が根絶に成功した感染症とされるが、日本の場合、幾多の困難を伴った蘭方医たちによる種痘の試みが、その貴重な第一歩になっていたのである。

エピローグ　感染防止と経済活動の維持

本書では、感染症（疱瘡・麻疹・インフルエンザ・コレラ）の流行が招いた江戸の都市崩壊（打ちこわし）の危機を受け、幕府がどのような対応策を取ったかを明らかにした。

当時の医療のレベルでは治療薬もワクチンもなく、疫病が流行すると自然に終息するか、感染を避けるしか方法がなかった。人々は祈禱などの行為に頼る傾向が強かった。

古来、疫病は海外から入ってくる場合が多かったが、江戸時代も同じである。鎖国とは言いながら、その流行を通して日本が海外との交流を保っていた実態が浮き彫りにされた。幕末に入って海外との交流が盛んになると、そのリスクはさらに高まった（第一章）。

そんな江戸の医療環境に対し、幕府が医療政策を取りはじめたのは享保改革を断行した将軍徳川吉宗の時代だった。薬草の調査・収集、朝鮮人参の国産化などの施策を強力に進めたが、薬の供給体制の整備には、海外からの輸入に頼れない経済システムに合わせた危機管理策としての側面もあった。

感染症に効果のある薬や治療方法の情報を流すだけでなく、生活苦のなか病気や怪我に苦しむ者への支援にも力を入れはじめる。その象徴こそ、貧しさゆえ自力では病気や怪我を治療できない者が無料で入所できた小石川養生所の設立である（第二章）。

寛政改革では、天明の大飢饉により江戸の都市崩壊が現実のものとなったことを教訓に、備荒貯穀の充実がはかられる。江戸の町から徴収した七分積金を原資に米を備蓄し、飢饉時に給付しようと計画するが、その事務局として設立されたのが江戸町会所だった。

町会所の備蓄米は飢饉時の給付が想定されていたが、実際には大火や感染症の流行時にも給付された。積金がそのまま御救金として給付されることもみられた。移動の「自粛」により経済活動が停滞して不景気となり、生活苦となる者が続出したからだ。社会が動揺して都市崩壊の危機に陥ることを恐れ、生活を維持させるための〝持続化給付金〟として支給されたのである。その間に流行が終息することを期待した。そして町会所の救済事業は生活支援にとどまらず、景気対策の側面も持っていた（第三章）。

幕末に入ると開国で社会が動揺するなか、コレラや麻疹が大流行して社会がパニックに陥る。江戸も例外ではなかったが、町会所は備蓄米を給付することで窮民の生活を支援し、事態の鎮静化をはかった。合わせて、感染症がもたらした不況からの克服も目指した。

当時は開国による政情不安や社会不安が深刻化しつつあったが、アメリカ軍艦がコレラを持ち込んだことで攘夷運動の高揚に拍車をかける結果となる。慶応二年（一八六六）には町会所の救済事業が時宜を得なかったことにより、将軍のお膝元江戸で天明七年（一七八七）以来の打ちこわしが起きてしまう。都市崩壊の再来となるが、幕府が倒れたのはそれから約一年半後であった（第四章）。

感染症の流行による社会の動揺に苦しめられた幕府であったが、疱瘡については光明がみえはじめていた。蘭方医たちの努力により、奇しくもコレラ流行と並行する形で牛痘法の接種が普及したからである。幕府は種痘所の設立を認め、その活動をバックアップすることで、疱瘡克服への道が切り開かれていった（第五章）。

江戸幕府が幕を閉じると、今度は明治政府が感染症対策を打ち出す役回りとなる。疱瘡は別として、麻疹、インフルエンザそしてコレラは依然として猛威をふるった。とりわけ、コレラは明治に入っても多数の犠牲者を出している。

欧米諸国で細菌学が発展を遂げることで、コレラなど細菌を原因（病原菌）とする感染症対策は進んでいく。その後、細菌よりも微小なウイルスを原因とする感染症対策も進められるが、転じて明治政府の感染症対策をみると、何よりも防疫に力が入れられたのが特徴である。そこでは消毒と隔離が基本になっていたが、江戸時代のように、対象者が広範囲に及ぶ生活支援策は見受けられない。

江戸幕府と明治政府の感染症対策を比較すると、江戸の町に限定されるかもしれないが、幕府が手厚い生活支援を実施していた事実が際立つ。実際、感染症が流行した時には町人人口の半数以上に米や銭が給付されている。医療による対応には限界があった以上、生活支援により社会の秩序を維持したいという狙いが込められていた。

感染症が流行すると経済活動が停滞し、銭湯や遊郭、料理屋や芝居小屋など盛り場に閑古鳥が鳴く情景は本書でもみたとおりである。生活困難に陥る者が続出して社会が動揺する以上、都市崩壊の危機を防ぐための対策がどうしても必要であった。それが、町会所が実施した臨時御救である。感染症の流行などを理由に何度となく実施された。

幕府は、医療政策の限界を、経済政策の性格も兼ね備えた社会福祉政策で補おうとしたのだ。生活支援を大規模に実施して社会の安定を目指すとともに、経済状況が好転することを期待した。町会所の救済事業とは、幕府が編み出した江戸の危機管理術なのである。

現代に目を向けてみると、新型コロナウイルスの感染拡大を受け、「感染防止と経済活動の維持の両立」が声高に叫ばれている。そして、定額給付金、持続化給付金などに象徴される大規模な生活支援策は、景気に刺激を与える経済政策としての性格を合わせ持つが、町会所に象徴される江戸幕府の感染症対策はその前例として評価できるのではないか。本書で解き明かしてきた感染症対策は、その点において様々な教訓を示唆してくれる。感染症とその対応の歴史を検証することの意義は、ここに求められるのである。

本書執筆にあたっては集英社新書編集部の千葉直樹氏の御世話になりました。末尾ながら、深く感謝いたします。

二〇二〇年九月

安藤優一郎

参考文献

『都史紀要七　七分積金』東京都、一九六〇年
『新異国叢書十　ポンペ日本滞在見聞記』沼田次郎・荒瀬進訳、雄松堂書店、一九六八年
斎藤月岑『増訂武江年表』二、平凡社東洋文庫、一九六八年
富士川游『日本疾病史』平凡社東洋文庫、一九六九年
豊島区史編纂委員会編『豊島区史』資料編二、東京都豊島区、一九七七年
南和男『幕末江戸社会の研究』吉川弘文館、一九七八年
東京都港区編『新修港区史』東京都港区、一九七九年
倉沢剛『幕末教育史の研究一　直轄学校政策』吉川弘文館、一九八三年
倉沢剛『幕末教育史の研究二　諸術伝習政策』吉川弘文館、一九八四年
吉田伸之『近世巨大都市の社会構造』東京大学出版会、一九九一年
近世史料研究会編『江戸町触集成』第四巻、塙書房、一九九五年
大石学『享保改革の地域政策』吉川弘文館、一九九六年
野口武彦『安政江戸地震　災害と政治権力』ちくま新書、一九九七年
安藤優一郎『寛政改革の都市政策　江戸の米価安定と飯米確保』校倉書房、二〇〇〇年
大石学『吉宗と享保の改革　改訂新版』東京堂出版、二〇〇一年
立川昭二『養生訓に学ぶ』ＰＨＰ新書、二〇〇一年

酒井シヅ『病が語る日本史』講談社、二〇〇二年
高橋敏『幕末狂乱 コレラがやって来た！』朝日選書、二〇〇五年
安藤優一郎『江戸の養生所』ＰＨＰ新書、二〇〇五年
安藤優一郎『江戸のエリート経済官僚 大岡越前の構造改革』ＮＨＫ出版生活人新書、二〇〇七年
青木歳幸『江戸時代の医学 名医たちの三〇〇年』吉川弘文館、二〇一二年
鈴木則子『江戸の流行り病 麻疹騒動はなぜ起こったのか』吉川弘文館、二〇一二年
梅溪昇『緒方洪庵』吉川弘文館、二〇一六年
安藤優一郎『江戸の不動産』文春新書、二〇一九年

安藤優一郎（あんどう ゆういちろう）

一九六五年、千葉県生まれ。歴史家。文学博士（早稲田大学）。早稲田大学教育学部卒業。同大学院文学研究科博士後期課程満期退学。主に江戸をテーマとして執筆・講演活動を展開、「JR東日本・大人の休日倶楽部」などの講師を務める。『大名屋敷の謎』『江戸っ子の意地』（ともに集英社新書）、『渋沢栄一と勝海舟』（朝日新書）、『お殿様の人事異動』（日経プレミアシリーズ）、『江戸の不動産』（文春新書）など著書多数。

江戸《えど》幕府《ばくふ》の感染症対策《かんせんしょうたいさく》 なぜ「都市崩壊《としほうかい》」を免《まぬが》れたのか

二〇二〇年一〇月二一日 第一刷発行　集英社新書一〇三八D

著者……安藤優一郎《あんどうゆういちろう》

発行者……樋口尚也

発行所……株式会社集英社

東京都千代田区一ツ橋二-五-一〇　郵便番号一〇一-八〇五〇

電話　〇三-三二三〇-六三九一（編集部）
〇三-三二三〇-六〇八〇（読者係）
〇三-三二三〇-六三九三（販売部）書店専用

装幀……原 研哉

印刷所……凸版印刷株式会社

製本所……加藤製本株式会社

定価はカバーに表示してあります。

ISBN 978-4-08-721138-2 C0221

変われ！東京　自由で、ゆるくて、閉じない都市
隈 研吾／清野由美　1028-B
コロナ後の東京はどう変わるのか。都市生活者に「小さな場所」という新たな可能性を提示する。

「生存競争《サバイバル》」教育への反抗
神代健彦　1029-E
低迷する日本経済を教育で挽回しようとする日本の教育政策への、教育学からの反抗。確かな希望の書！

谷崎潤一郎　性慾と文学
千葉俊二　1030-F
谷崎研究の第一人者が作品を詳細に検証。魅惑的な女性の美しさを描き続けた作家の人生観に迫る。

英米文学者と読む「約束のネバーランド」
戸田 慧　1031-F
気鋭の研究者が大ヒット漫画を文学や宗教から分析。大人気作品の考察本にして英米文学・文化の入門書。

全体主義の克服
マルクス・ガブリエル／中島隆博　1032-C
世界は新たな全体主義に巻き込まれつつある。その現象を哲学的に分析し、克服の道を示す画期的な対談！

東京裏返し　社会学的街歩きガイド
吉見俊哉　1033-B
周縁化されてきた都心北部はいま中心へと「裏返し」されようとしている。マップと共に都市の記憶を辿る。

人に寄り添う防災
片田敏孝　1034-B
私たちは災害とどう向き合うべきなのか。様々な事例や議論を基に、「命を守るための指針」を提言する。

人新世の「資本論」
斎藤幸平　1035-A
資本主義が地球環境を破壊しつくす「人新世」の時代。気鋭の経済思想家が描く、危機の時代の処方箋！

国対委員長
辻元清美　1036-A
史上初の野党第一党の女性国対委員長となった著者が国会運営のシステムと政治の舞台裏を明かす。

プロパガンダ戦争　分断される世界とメディア
内藤正典　1037-B
権力によるプロパガンダは巧妙化し、世界は分断の局面にある。激動の時代におけるリテラシーの提言書。